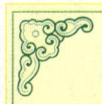

国医绝学百日通

胃肠病食疗与按摩

李玉波　翟志光　袁香桃 ◎ 主编

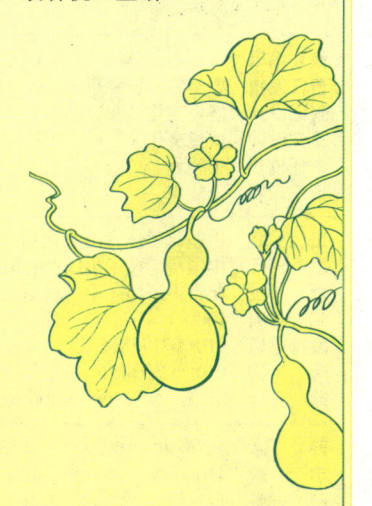

中国科学技术出版社
·北京·

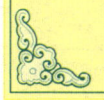

图书在版编目（CIP）数据

胃肠病食疗与按摩 / 李玉波, 翟志光, 袁香桃主编. —— 北京：中国科学技术出版社, 2025.2
（国医绝学百日通）
ISBN 978-7-5236-0766-4

Ⅰ.①胃… Ⅱ.①李…②翟…③袁… Ⅲ.①胃肠病—食物疗法②胃肠病—按摩疗法（中医）Ⅳ.①R247.1 ②R244.1

中国国家版本馆CIP数据核字（2024）第098652号

策划编辑	符晓静　李洁　卢紫晔
责任编辑	曹小雅　王晓平
封面设计	博悦文化
正文设计	博悦文化
责任校对	张晓莉
责任印制	李晓霖

出　　版	中国科学技术出版社
发　　行	中国科学技术出版社有限公司
地　　址	北京市海淀区中关村南大街16号
邮　　编	100081
发行电话	010-62173865
传　　真	010-62173081
网　　址	http://www.cspbooks.com.cn

开　　本	787毫米×1092毫米　1/32
字　　数	4100千字
印　　张	123
版　　次	2025年2月第1版
印　　次	2025年2月第1次印刷
印　　刷	小森印刷（天津）有限公司
书　　号	ISBN 978-7-5236-0766-4 / R·3282
定　　价	615.00元（全41册）

（凡购买本社图书，如有缺页、倒页、脱页者，本社销售中心负责调换）

目录

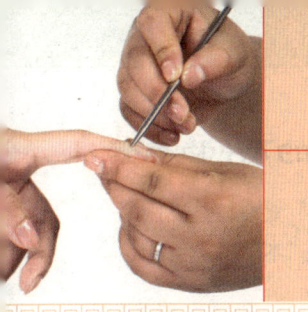

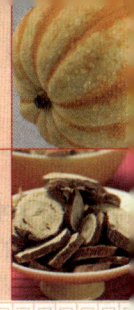

第一章 专家建议多吃的食物

胃肠病患者的饮食原则 ……… 1
红枣 ……… 2
粳米 ……… 3
小麦、大麦 ……… 4
栗子 ……… 5
白萝卜 ……… 6
韭菜 ……… 7
圆白菜 ……… 8
芝麻 ……… 9
豆腐 ……… 10
山药 ……… 11
南瓜 ……… 12
芦荟 ……… 13
苹果 ……… 14
水蜜桃 ……… 15
西红柿 ……… 16
姜 ……… 17
香油 ……… 18
黑豆 ……… 19
蜂蜜 ……… 20

第二章 专家建议不吃的禁忌食物

慢食运动正流行 ……… 21
辣椒 ……… 22
葱 ……… 23
胡椒 ……… 24
咖啡 ……… 25
咖喱 ……… 26
白酒 ……… 27
大蒜 ……… 28

第三章 常用中药

把握好中药的剂量 ……… 29
陈皮 ……… 30
鸡内金 ……… 31
扁豆 ……… 32
蒲公英 ……… 33
冬瓜皮 ……… 34
莱菔子 ……… 35
茯苓 ……… 36
甘草 ……… 37
山楂 ……… 38
莲子 ……… 39
白术 ……… 40
麦芽 ……… 41
神曲 ……… 42

第四章　能有效调理胃肠的7种营养素

细述烹调方式对营养素的影响..........43
维生素A..........44
乳酸菌..........46
膳食纤维..........47
消化酶..........48
寡糖..........49
木瓜酶..........50

第五章　专家推荐的胃肠保健家常菜

不利胃肠的三大饮食习惯..........51
香蕉粳米粥..........52
猪皮枸杞红枣汤..........52
豆腐鱼头汤..........53
西红柿牛骨汤..........53
鸡肉栗子汤..........54
西红柿蛋花汤..........54
山楂鱼丸油菜汤..........55
家常豆腐..........55
家常面片..........56
韭菜炒鸡蛋..........56
奶香麦片粥..........57
牛奶红枣粥..........57
红枣山药薏米粥...58
豇豆炒山药..........58

第六章　从头到脚的按摩自疗

胃肠不适时按摩的注意事项与禁忌..........59
身体按摩自疗..........60
慢性胃炎..........60
腹痛、胃痉挛..........63
胃下垂..........65
胃溃疡..........68
腹胀、腹鸣..........69
慢性肠炎..........71
十二指肠溃疡..........72
便秘..........73
手部按摩自疗..........75
消化不良..........75
慢性胃炎..........76
便秘..........77
足部按摩自疗..........81
慢性胃炎..........79
胃下垂..........80
胃酸过多..........81
腹胀、腹鸣..........82
十二指肠溃疡..........83
慢性腹泻..........84
便秘..........85
头面部按摩自疗..........87
便秘..........87
耳部按摩自疗..........88
慢性胃炎..........88
胃酸过多..........89
消化不良..........90
慢性腹泻..........91
便秘..........92

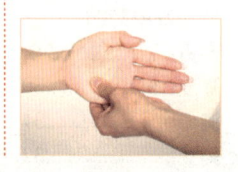

第一章 专家建议多吃的食物

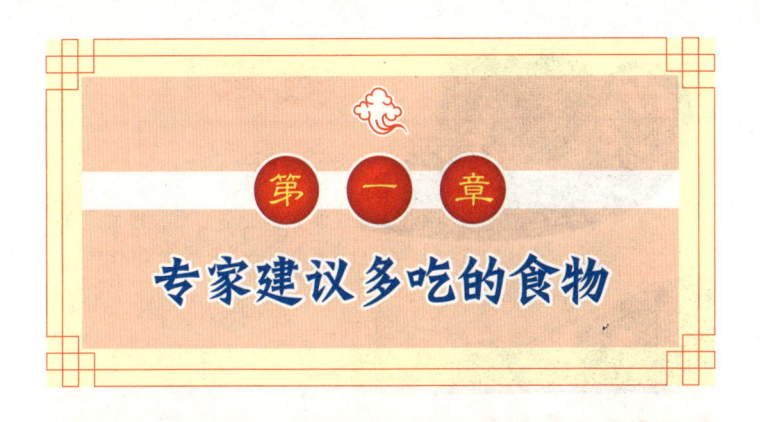

胃肠病患者的饮食原则

日常饮食营养要均衡

很多人认为胃肠病患者在饮食方面应该有许多限制,如高脂肪、高热量食物不可吃,膳食纤维高的食物不可多吃,零食也不可吃等。专家指出,其实这是不科学的,由于这些限制往往会引起营养摄入的不足或不均衡,反而会加重胃肠病患者的病情。

三餐要定时定量

胃肠病患者要养成三餐定时定量的好习惯。这是因为胃液分泌受自律神经的影响在每天的固定时间进行,如果胃里的食物不均衡,很容易导致胃黏膜受到损害。专家指出,三餐中的早餐最为重要。如果不食早餐,很容易导致胃肠一整天的运作都受到阻碍。如果三餐时间不固定,也会对胃肠造成额外的负担。另外,每餐应以八分饱为原则,以免产生消化不良等胃部不适。

红枣 *

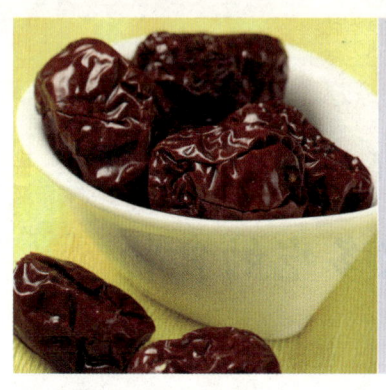

有效成分

维生素C、蛋白质、糖类、胡萝卜素、B族维生素、钙、磷、铁

【 调养胃肠原理 】

红枣具有健胃养脾的功效，是常用的健胃食材之一。现代药理学研究也发现，红枣能使血液中的含氧量增加，具有滋养全身细胞、增强机体免疫力的作用，因此是一种药效缓和的强壮剂，特别是对于胃肠病的防治十分有效，能改善脾胃虚弱、食欲不佳、胃痛、吐酸水等症状。

胃肠病患者的一般症状为胃肠道功能不佳、蠕动能力减弱、消化吸收功能变差，多吃红枣可以改善这些症状，进而增加体力。

【 其他保健功效 】

补中益气、养血安神、预防贫血、缓和药性、增强人体免疫力、抗衰老、预防癌症

国医小课堂

◎红枣不宜与海鲜类及奶制品一起食用，因为维生素C会使这类食物中的蛋白质凝成块而不易吸收。

◎咳嗽、口干舌燥、便秘、糖尿病患者不宜食用红枣，以免使原有的不适症状加重。

◎一次食用过量的红枣容易造成胀气，这时适量吃一些姜可以有效缓解。

粳米*

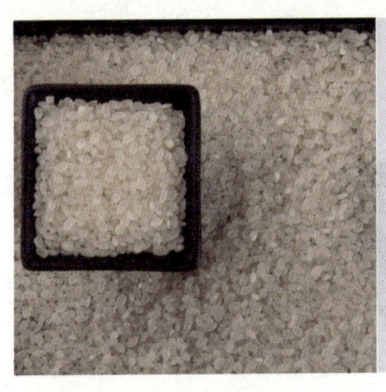

有效成分

蛋白质、碳水化合物、钙、磷、铁、葡萄糖、果糖、麦芽糖、维生素B_1、维生素B_2、膳食纤维

【 调养胃肠原理 】

粳米具有补中益气、健脾养胃的功效,其含有的膳食纤维有助胃肠蠕动,对胃病、便秘、肠道不适等均有疗效;而其含有的碳水化合物、糖类等又具有养胃健胃的功效。

因此,粳米非常适宜胃肠不适、腹痛、腹泻、身体虚弱的人食用,可以补益五脏血脉、强健肌肉筋骨。

【 其他保健功效 】

止渴除烦、消除疲劳、预防衰老、益气养阴、聪耳明目、美容养颜、和五脏、通血脉

国医小课堂

◎对于大病初愈、产妇、年老体弱、婴幼儿以及胃肠消化能力弱的人将粳米熬粥或做成米汤服用有很好的调养效果,可以刺激胃液分泌,并且有益于消化。

◎由于粳米在加工时会损失大量的营养素,长期食用会导致营养缺乏,因此应该将粳米与糙米搭配食用,以达到营养均衡。

◎为保持粳米的新鲜品质与食用的可口性,应减短贮存的时间,贮存时放于干燥阴凉处。

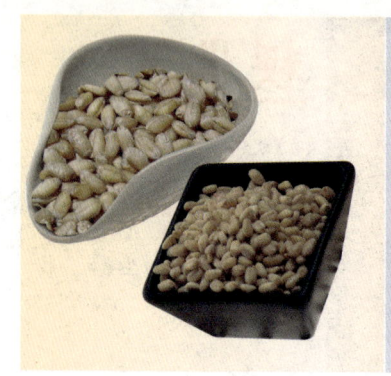

小麦、大麦*

有效成分

蛋白质、碳水化合物、铁、磷、钙、麦芽糖、葡萄糖、果糖、维生素B_1、维生素B_2、维生素E、麦芽糖酶、淀粉酶、膳食纤维

调养胃肠原理

小麦具有很高的药用价值,不仅可以补充人体所需营养,还具有调理胃肠的作用,从而可有效改善因各种因素引起的胃肠不适。另外,小麦胚芽中含有丰富的膳食纤维,可以清肠排毒,预防和缓解便秘。

大麦的功效与小麦相似,具有调养胃肠、和胃暖胃等作用,能有效改善消化不良、慢性胃炎、食欲不振等不适症状。另外,其富含的膳食纤维更是可以起到促进胃肠蠕动、清肠、预防便秘等功效。

其他保健功效

预防心血管疾病、防癌抗癌、养心安神、清热止渴、治疗心悸失眠、消除烦躁不安、抗氧化、促进皮肤新陈代谢

国医小课堂

◎小麦面粉与大米搭配着吃效果最好。
◎怀孕期间和哺乳期的女性不宜过量食用大麦,否则会减少乳汁的分泌。
◎将大麦炒制可以做成大麦茶,具有很好的保健功效。
◎存放时间适当长些的面粉比新磨出来的面粉品质好,所以民间有"麦吃陈、米吃新"的说法。

栗子*

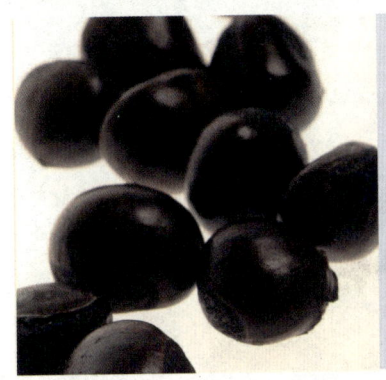

有效成分

淀粉、蛋白质、脂肪、葡萄糖、不饱和脂肪酸、维生素C、B族维生素、胡萝卜素

【 调养胃肠原理 】

栗子对人体的滋补功效可与人参、黄芪、当归等中药材媲美，尤其对胃肠不佳者有良好的疗效。

中医认为，栗子能滋胃厚肠、补肾气，对于脾胃虚寒等引起的慢性腹泻有不错的辅助疗效。

【 其他保健功效 】

活血止血、强健体魄、改善筋骨酸痛及瘀血肿痛、预防多种心血管疾病、延缓衰老、预防和治疗骨质疏松

国医小课堂

◎栗子虽然能厚肠补气，但不易消化，最好不要生吃，也不要一次吃太多，以免引起胃胀。

◎婴幼儿、患有风湿病的人不宜多食。

◎新鲜的栗子容易变质霉烂，吃了发霉的栗子会引起中毒，因此新鲜的栗子一定要存放好。

◎选购栗子的时候不要一味追求果肉的色泽洁白或金黄，洁白或金黄色的果肉有可能经过了化学处理。同时，果肉坚实、没有虫害的为佳，若有小孔出现就必定有虫侵入，不要购买。

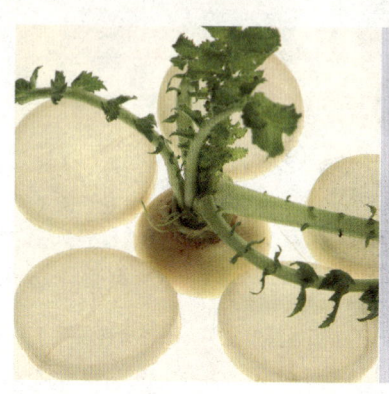

白萝卜*

有效成分

膳食纤维、维生素C、多种矿物质、酶类、木质素、钙、芥子油

【 调养胃肠原理 】

白萝卜具有特殊的辣味，可起到健胃消食、增进食欲的作用。同时，白萝卜含有能帮助胃肠消化和吸收的酶类，这些酶能够帮助食物的消化吸收，具有中和胃液、消食顺气的作用，对于预防和缓解胃痛、胃胀及胃溃疡也有很好的效果。

另外，白萝卜富含的芥子油和膳食纤维可增加粪便体积，促进胃肠蠕动，保持大便通畅，减少人体吸收废弃物中的有毒成分和致癌物质，预防肠癌的发生。

【 其他保健功效 】

清热生津、凉血止血、下气宽中、防癌抗癌、降低血脂、软化血管、稳定血压、预防动脉粥样硬化

国医小课堂

◎有人在吃白萝卜时习惯把萝卜皮剥掉，殊不知白萝卜中所含的钙大部分分布在皮内，所以，白萝卜最好带皮吃。
◎服用人参、西洋参时不要同时吃白萝卜，以免影响药力。
◎白萝卜主泻，胡萝卜主补，所以二者最好不要同食。若要一起吃，也应加些醋来调节。

韭菜*

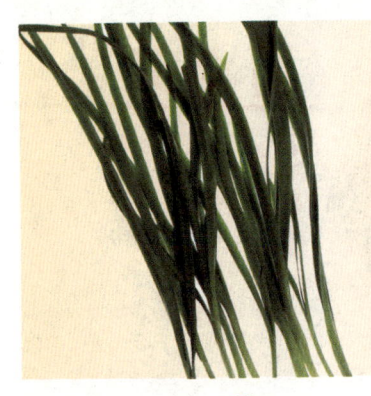

有效成分

维生素A、维生素B₁、维生素B₂、维生素C、钙、硫化物、蒜氨酸、膳食纤维

【调养胃肠原理】

中医认为,韭菜具有暖胃、调节胃肠的功效。这是因为韭菜中含有挥发性精油及硫化物等特殊成分,它们会散发出一种独特的辛香气味,能够促进消化酶的分泌,有助于疏调肝气,增进食欲,增强消化功能。

另外,韭菜含有大量维生素和膳食纤维,能增强胃肠蠕动,具有治疗便秘、预防肠癌的功效。

【其他保健功效】

促进血液流通、强身健体、缓解疲劳、行气活血、补肾助阳、调和脏腑、止血止泻

国医小课堂

◎韭菜不宜多食,否则易引起上火、消化不良等症状。
◎有扁桃体炎及中耳炎者不宜吃韭菜。
◎如果韭菜加热过久,就会变软,原有的鲜绿颜色也会丧失,因此在烹调时应注意掌握火候。
◎熟透的韭菜隔夜不宜食用。
◎韭菜在未经烹调处理之前,切口处与空气接触后,难闻的气味会增加。所以,一定要在准备烹调时再进行洗、切。

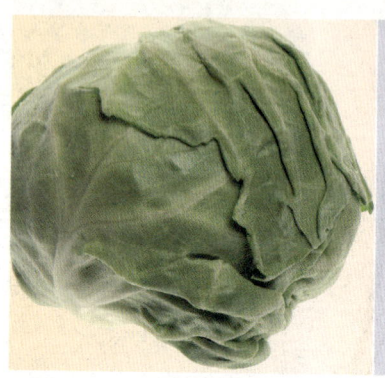

圆白菜*

有效成分

膳食纤维、β-胡萝卜素、碘、钙、磷、维生素K_1

【 调养胃肠原理 】

圆白菜又被称为厨房的"天然胃菜",它所含的丰富膳食纤维,能够促进胃肠蠕动,防止大便干结,具有改善便秘的功效。

营养学家指出,圆白菜含有的特殊元素——维生素K_1具有抗溃疡因子,它能修复人体内的受伤组织,尤其是对于胃溃疡和十二指肠溃疡等病有很好的预防与改善疗效。

另外,圆白菜中还含有一种特殊的成分,能促进胃液分泌,具有保护胃壁不受胃酸及其他刺激物损害的作用。

【 其他保健功效 】

防癌抗癌、清热解毒、养颜护肤

国医小课堂

◎圆白菜中的某些成分会抑制甲状腺机能,甲状腺功能不佳者不宜大量食用。另外,圆白菜具有滑肠的功效,因此不可过量冷食。
◎圆白菜在腐烂过程中产生的亚硝酸盐能使血液中的血红蛋白丧失携氧能力,使人体严重缺氧,甚至危及生命。
◎在烹调圆白菜时,不宜用焖、煮等方式,以避免其营养物质的大量损失。

芝麻*

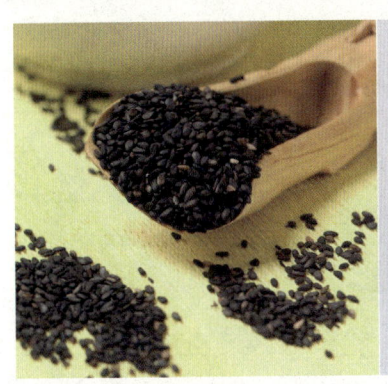

有效成分

芝麻酚、蛋白质、B族维生素、维生素E、钙、磷、铁、亚油酸、棕榈酸、卵磷脂

【 调养胃肠原理 】

芝麻含有丰富的营养物质，其中亚油酸等油脂成分能起到抑制胃酸分泌、保护胃黏膜的作用，对于改善胃肠疾病疗效显著。

而芝麻中富含的大量蛋白质也能起到维护胃肠功能正常，抑制细菌滋生，防止溃疡发生的功效。

另外，芝麻还能补中益气、润滑肠胃，除了具有滋养胃肠、预防和辅助治疗胃痛及腹胀的作用，还具有预防和缓解便秘的功效。

【 其他保健功效 】

预防动脉粥样硬化、排除体内多余胆固醇、延缓老化、美白肌肤、补脑、补肺益气

国医小课堂

◎芝麻分为黑芝麻和白芝麻两种，食用以白芝麻为好，补益药用则以黑芝麻为佳。
◎芝麻可生嚼、炒食、煮食、磨酱、榨油，还可做糕点、糖果的配料。
◎芝麻外有一层硬膜，碾碎后食用营养才能被人体充分吸收。
◎腹泻、牙痛、皮肤病患者不宜食用芝麻。
◎便溏脾虚者也不可食用芝麻。

豆腐 *

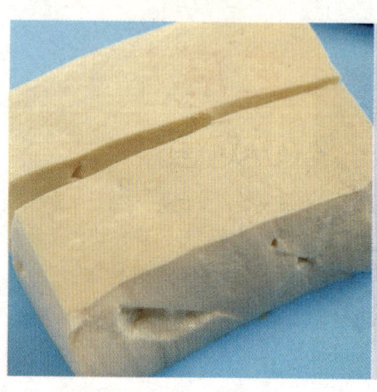

有效成分

蛋白质、维生素B₁、维生素E、钙、锌、钾、镁、亚油酸

【 调养胃肠原理 】

中医认为，豆腐性微寒，能补益脾胃，改善由内热等各种原因引起的胃肠不适。现代医学认为，豆腐富含优质蛋白质，不仅能减少胃内的有害物质与胃黏膜接触的机会，还能抑制细菌滋生，对胃部有很好的保护作用。

众所周知，大豆营养丰富，却不易消化，然而大豆经过加工制作成的豆腐就不像大豆那样不易消化，又继承了大豆的营养价值，特别适合胃肠功能不佳的人食用。

【 其他保健功效 】

润燥清热、预防心血管疾病、强化骨骼、抗菌消炎、健脑抗癌、治疗疳积泻痢

国医小课堂

◎豆腐不宜与菠菜一起食用，因为菠菜含大量草酸，豆腐含有较多钙质，两者会结合成草酸钙，易形成结石。

◎豆腐有南北之分，南豆腐软嫩鲜滑，而北豆腐质地较粗糙却别有风味。平时我们去超市里买的一盒一盒的豆腐，大多数是南豆腐，水分多，比较嫩，不适合炒菜，但可以用来做汤；而超市里现做的一块一块的豆腐，基本上都是北豆腐，看上去比较硬，可以用来炒菜。

山药*

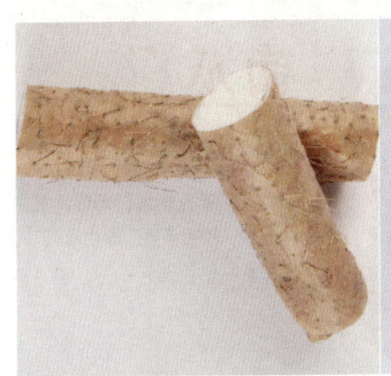

有效成分

蛋白质、维生素C、B族维生素、矿物质、淀粉酶、黏蛋白、碳水化合物、膳食纤维、游离氨基酸、多酚氧化酶

【调养胃肠原理】

山药中含有丰富的黏蛋白、淀粉酶、游离氨基酸和多酚氧化酶,这些成分均能促进消化,增强胃功能。

专家指出,山药滑溜的口感来自黏蛋白,它能滋润胃黏膜,具有养胃的作用。而淀粉酶能有效分解合成蛋白质与碳水化合物,促进消化,及时清理肠内有害细菌,保护肠道健康。

另外,山药含有的丰富膳食纤维还能促进胃肠蠕动,起到改善和缓解便秘的功效。

【其他保健功效】

补中益气、固肾补精、长肌肉、防治动脉粥样硬化、增强免疫功能、保持血管弹性、延缓细胞衰老

国医小课堂

◎将山药、红枣、大米和小米一起煮粥食用,不仅可以预防胃炎、胃溃疡的复发,还可以减少患流感等传染病的概率。
◎山药宜去皮食用,以免产生麻、刺等异常口感。
◎糖尿病患者不宜过量食用山药。

南瓜*

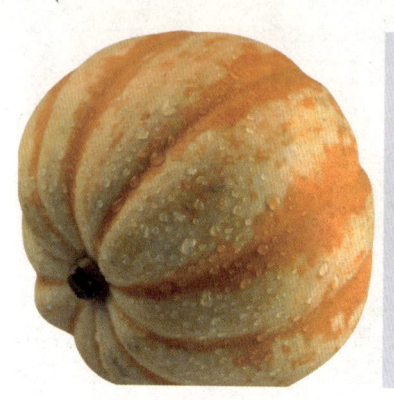

有效成分

蛋白质、膳食纤维、果胶、胡萝卜素、维生素B6、维生素C、维生素E

【 调养胃肠原理 】

南瓜含有大量的果胶,其具有很好的吸附性,能黏结和消除胃肠内细菌毒素和其他有害物质,如重金属中的铅、汞和放射性元素,起到整饬胃肠的功效。同时,南瓜中的其他成分能促进胃液分泌,加强胃肠蠕动,帮助食物消化。

另外,果胶与淀粉类食物混合时,可以提高胃液的黏稠度,保护胃黏膜,能促进溃疡愈合,并能调节胃对食物的消化吸收功能,利于食物的消化吸收。

【 其他保健功效 】

补中益气、解毒杀虫、降糖止渴、防治糖尿病、消脂减肥、促进肝肾细胞再生

国医小课堂

◎吃南瓜前要仔细检查,如发现表皮有溃烂或者切开后有酒精味时,则不可食用。
◎脚气、黄疸患者忌食南瓜。
◎胃热病患者宜少食,否则会引发腹胀等不适。
◎南瓜不宜与羊肉同食。

芦荟*

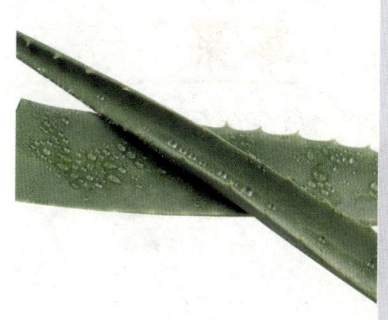

有效成分

芦荟多糖、维生素C、芦荟大黄素、芦荟大黄素苷、烟酸、维生素B_6

【 调养胃肠原理 】

芦荟中的芦荟大黄素苷、芦荟大黄素等有效成分具有增进食欲,帮助大肠缓泻的作用。另外,芦荟中富含的烟酸、维生素B_6等抗溃疡成分是很好的健胃轻泻剂,有抗炎、修复胃黏膜、促进溃面愈合和止痛的作用,能有效缓解胃部不适,有利于胃炎、胃溃疡的治疗和痊愈。

专家指出,服用芦荟不仅能强化胃功能,增强体质,而且体质衰弱而无食欲的胃病患者,服用芦荟后也能促进食欲恢复。

【 其他保健功效 】

瘦身减肥、美容养颜、杀菌抑菌、预防心血管疾病、调节体内血糖代谢、防癌抗癌

国医小课堂

◎初次食用芦荟应先做皮试,无异常反应方能食用,并且需要从少量开始尝试,逐渐增加。
◎把芦荟浸泡在蜂蜜中,治疗胃痛或胃溃疡的疗效会更好些。另外,与蜂蜜搭配在一起,可有效去除芦荟的苦涩味。
◎芦荟与酸奶同食易于修复受损伤的胃黏膜,还可以增加肠内的益生菌数量。

苹果*

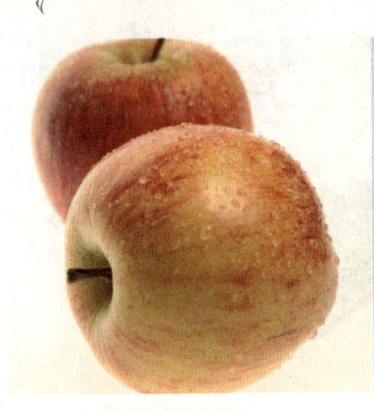

有效成分

糖类、有机酸、维生素C、芳香醇类、果胶、钙、磷、钾、铁、铬、多酚、类黄酮

【 调养胃肠原理 】

中医认为，苹果性平，不仅营养丰富，而且有益气和胃、润肠止泻的作用，对慢性胃炎、反胃、消化不良等不适症状都有不错的辅助疗效。

另外，苹果含有丰富的果胶，这是一种可溶性的纤维素，不仅可以改善便秘，还可以吸附胃肠内的铅、汞等重金属元素，以避免其对胃、肠的伤害，有极佳的整肠作用。

【 其他保健功效 】

降低血液中的脂肪含量、预防心脑血管疾病、补心润肺、生津解毒、醒酒平肝、防癌抗癌

国医小课堂

◎苹果的营养丰富，吃苹果时要细嚼慢咽，这样有利于营养成分被人体充分吸收，对肠胃健康很有益处。

◎苹果所含的果糖、果酸较多，对牙齿有较强的腐蚀性，吃完后最好及时刷牙或漱口。

◎苹果富含钾，肾炎患者不宜多食。

◎苹果含糖量高，糖尿病患者不宜多食。

◎苹果不宜与海鲜同食，以免引起便秘等不适症状。

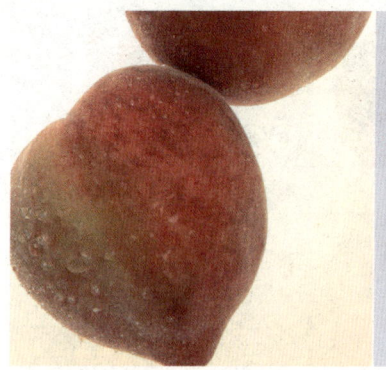

水蜜桃 *

有效成分

果糖、蔗糖、果酸、葡萄糖、膳食纤维、果胶、维生素C、维生素E、烟酸、钾、钙、磷

【 调养胃肠原理 】

中医认为,水蜜桃含有果酸等多种营养成分,有生津健胃、润肠通便的疗效,特别是对改善因为胃肠干燥引起的便秘效果更好。再加上其果肉细腻、口感好,容易消化,尤其适合胃肠功能不佳的人食用。

【 其他保健功效 】

降低胆固醇、降低血压、促进血液循环、生津止渴、补益气血、美容养颜

国医小课堂

◎食用前要将桃毛洗净,以免其刺激皮肤或吸入呼吸道,引起皮疹、咳嗽、咽喉刺痒等症状。
◎水蜜桃虽然营养丰富,但其脂肪和蛋白质含量高,不宜过量食用,否则会引起腹胀。
◎没有完全熟透的水蜜桃也不要吃,否则会引起腹胀、腹泻等不适症状。
◎受口干、口渴、咽喉疼痛等症状困扰者,最好少吃或不吃水蜜桃;易生疮疖的人也不宜多吃。
◎选购时以果体大,形状端正、外皮无伤、有桃毛、果色鲜亮的为佳。

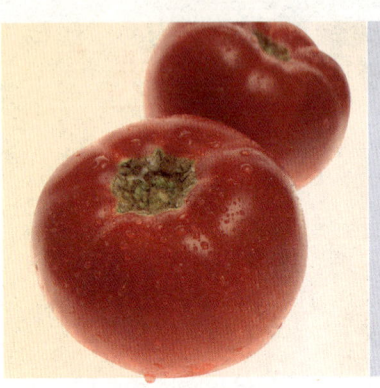

西红柿*

有效成分

B族维生素、维生素C、番茄红素、谷胱甘肽、柠檬酸、苹果酸、琥珀酸、烟酸、槲皮素、膳食纤维

【 调养胃肠原理 】

自古以来就有"家有西红柿，胃病不会有"的说法，而最新研究发现，西红柿清爽的酸味能够有效缓解胃痛。

研究显示西红柿富含柠檬酸、苹果酸、琥珀酸等多种有机酸，能调节胃肠功能，具有消除和缓解胃部不适、辅助治疗胃炎等功效。另外，西红柿富含的烟酸可以有效维持胃液正常分泌，促进食物消化。膳食纤维则可以有效促进胃肠蠕动，能预防和缓解便秘。

【 其他保健功效 】

润肺生津、养阴凉血、保持血管壁的弹性、预防动脉粥样硬化、增强人体免疫力、防癌抗癌、美容护肤、清热解毒、延缓衰老

国医小课堂

◎有急性肠炎、痢疾的人不宜食用西红柿。
◎未成熟的西红柿不宜食用。买回来的西红柿如果发青，最好先在室温中放置，使其自然成熟。
◎西红柿易腐烂变质，宜装进塑料袋中放入冰箱保存。
◎由于西红柿富含维生素C，与虾蟹类同吃易导致中毒、腹泻，因此西红柿忌与虾蟹类同食。

姜*

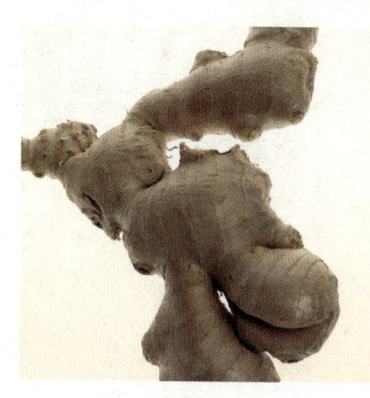

有效成分

姜辣素、姜烯、姜油醇、姜油酚

【 调养胃肠原理 】

姜能温中止呕、解毒，促进胃液分泌，增强消化及吸收功能，临床上常用于治疗胃寒呕逆等症。

营养学家研究发现，姜中含有很多特殊的成分，其中，姜辣素能刺激胃黏膜上的感受器，并通过神经反射促使胃肠道充血，增强胃肠蠕动，促进消化液分泌，从而起到开胃健脾、促进消化、增进食欲的作用。

另外，姜烯是构成生姜独特香味的成分，其具有非常好的杀菌能力，还能增强消化功能。

【 其他保健功效 】

疏风散寒、促进血液循环、防癌抗癌

国医小课堂

◎烂姜、冻姜不要吃，因为姜变质后会产生致癌物。

◎一次不宜过多食用姜，否则会吸收大量姜辣素，在排泄的过程中会刺激肾脏，并产生口干、咽痛、便秘等症状。

◎由于姜的形状各异，弯曲不平，而体积又较小，因此去除姜皮就是一项艰巨的工程。有个小妙招，用啤酒瓶盖或带有齿的物体来削皮，就能又快又方便。

香油*

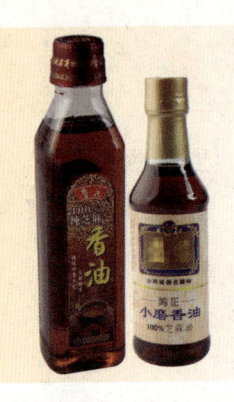

有效成分

芝麻酚、维生素E、卵磷脂

调养胃肠原理

香油具有增强胃肠功能、促进胃肠蠕动的功效。通常,我们都说胃具有消化分解食物的功能,而肠道则在胃初步分解的基础上,对食物进行进一步的消化、吸收。研究发现,真正发挥这些作用的却是胃肠黏膜上的上皮细胞。香油的分子较轻,因而当人体摄取香油后,上皮细胞的表面就会被香油富含的各种油脂覆盖,能暂时中止其消化吸收的作用,从而促进胃肠蠕动。另外,香油还有很好的润肠通便效果,有利于便秘的预防和治疗。

其他保健功效

解毒生肌、滋润皮肤、祛除老年斑、预防脱发和早生白发、保护牙龈和口腔、维持血管弹性

国医小课堂

◎高温烹调会破坏香油的营养成分,使芝麻酚等挥发殆尽、香味消失,因此香油不适合高温烹调。

◎习惯性便秘者早晚空腹摄取一些香油,能起到润肠通便的作用。

◎有吸烟习惯者经常食用一定量的香油,可以减轻烟对牙齿、牙龈以及口腔黏膜的直接刺激和损伤,减少肺部烟斑的形成。

黑豆*

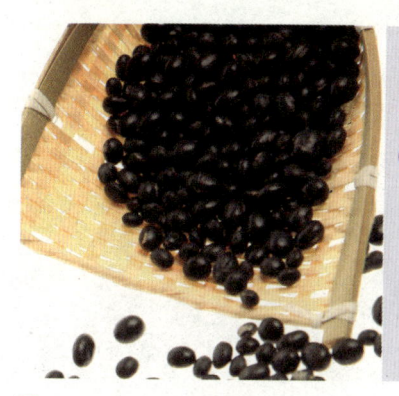

有效成分

蛋白质、B族维生素、维生素E、亚油酸、卵磷脂、皂苷、钙、磷、膳食纤维、寡糖

【调养胃肠原理】

黑豆含有的膳食纤维和寡糖能促进胃肠蠕动,能使胃肠内的胀气和毒素顺利排出,也有缓解便秘的功效,还可以改善肠道内的菌群环境,具有良好的整肠作用。

另外,黑豆含有的亚油酸具有润肠作用,可以对多种肠道疾病起到很好的预防作用。

【其他保健功效】

祛风除热、调中下气、解毒利尿、补肾养血、美容养颜、乌发养发、健脑益智、抗氧化、抗老防衰

国医小课堂

◎黑豆对健康虽有如此多的益处,但不适宜生吃,否则会使胃肠不好的人出现胀气等症状;黑豆不能过度加热,否则会使部分营养分解损失。
◎黑豆豆浆的营养价值更高。
◎把黑豆用醋泡制食用,有抑制视力下降的功效。
◎婴幼儿不宜多吃黑豆,否则会引起腹胀、消化不良等不适。
◎黑豆忌与蓖麻子同食。

蜂蜜*

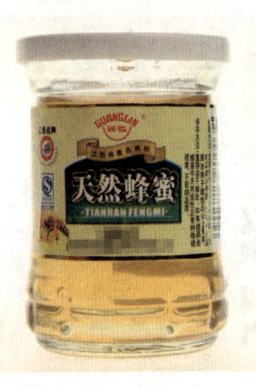

有效成分

果糖、葡萄糖、钙、磷、钾、维生素A、碳水化合物

调养胃肠原理

研究证明，蜂蜜对胃肠功能有调节作用，能促使胃酸分泌正常。另外，蜂蜜中含有一种不会被人体消化吸收的特殊物质，它会直接到达大肠，成为肠内有益菌的营养成分，起到调整肠道的作用，可预防和缓解便秘及腹泻症状。

同时，蜂蜜还具有很强的杀菌能力，因此被广泛用于治疗细菌性腹泻等疾病。

其他保健功效

护肤美容、抗菌消炎、促进组织再生、改善睡眠、护肝保肝、抗疲劳、保护心血管、润肺止咳、促进钙吸收

国医小课堂

◎高温会破坏蜂蜜中的营养成分，因此蜂蜜应以温水冲服。
◎蜂蜜和无花果搭配食用，其调节胃肠的功能会更出色。
◎蜂蜜不宜与茶水共饮，否则会产生沉淀物，对健康有害。
◎过量服用蜂蜜会造成腹部肥胖，应该控制摄取量。
◎蜂蜜中含大量果糖，故糖尿病患者不宜大量食用。

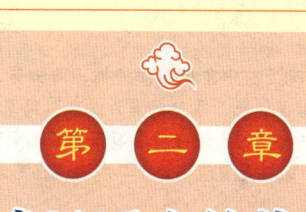

第二章 专家建议不吃的禁忌食物

慢食运动正流行

"慢食运动"指的就是细嚼慢咽、减慢吃饭速度的做法。目前慢食运动正在成为一种健康时尚,受到很多人,尤其是胃肠疾病患者的追捧。

慢食运动一方面可以使人抛开生活与工作中的压力,仔细地品尝食物的美味,轻松愉快地享受吃饭的乐趣;另一方面,经过慢食运动,食物进入人体开始被消化之后,会使血糖值升高,当达到一定数值后,大脑中枢就会发出停止进食的信息,从而避免过量摄入食物。

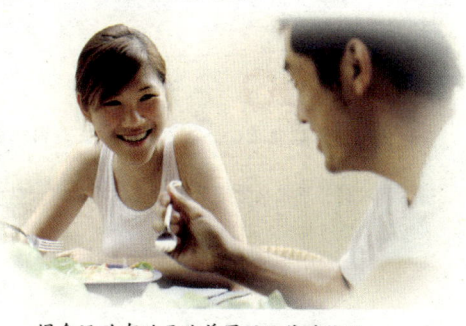

相反,如果进食速度过快,当大脑中枢发出停止的信息时,往往已吃进了太多食物,这会增加胃肠不必要的负担,容易造成消化不良、胃闷等不适症状。

慢食运动有助于改善胃肠不佳的状况

辣椒

辣椒别名辣子、辣角、牛角椒、红海椒、海椒等，性热，味辛，归心、脾经。其未成熟时呈绿色，成熟后多为红色，因果皮含有辣椒素而具有辣味而得名。辣椒中维生素C的含量在蔬菜中位居前列，是一种大众蔬菜。但胃肠功能不佳，尤其是胃溃疡及十二指肠溃疡患者要忌食。

【 禁忌理由 】

辣椒属于大辛之品，对消化道有较强的刺激作用。因此，胃肠病患者宜禁食，否则会加重胃肠疾病，还会引起大便干结，导致便秘。

【 其他功效 】

辣椒含有丰富的维生素C，有助于降低心脏病及冠状动脉粥样硬化的风险有助于降低；辣椒还含有较多的抗氧化物质，可预防癌症及其他慢性疾病；辣椒还可以使呼吸道畅通，用以辅助治疗咳嗽、感冒；辣椒能增进食欲，增加食物的摄入量。

另外，辣椒还具有促进血液循环的作用，能改善血管性头痛等症状。而它所含的一种特殊物质能加速新陈代谢，达到燃烧体内脂肪的效果，从而起到减肥的作用；且这种物质还可以促进激素分泌，有很好的美容保健作用。

国医小课堂

◎辣椒中富含维生素C，容易受热流失，因此食用烹饪时要掌握火候。

◎体质较弱、甲亢及肾炎患者不宜食用辣椒，以免加重病情。

葱

传说葱是神农尝百草时发现的。《山海经》里有"北单之山，多葱韭"的记载，葱的食用在我国有上千年的历史。现今葱作为一种调味蔬菜，也有防治疾病的功效，因此葱可谓佳蔬良药。但胃肠病患者并不宜多食。

【禁忌理由】

葱的刺激性气味为挥发油和辣素所致，其能够对胃肠起到直接的刺激作用。因此，患有胃肠道疾病特别是胃溃疡病的人不宜食用，以免加重胃肠部的不适感。

【其他功效】

葱中含有的维生素C，有舒张血管、促进血液循环的作用，经常食用，对强身健体有很好的促进作用。同时，所含的微量元素硒，对预防癌症也有一定的作用。

另外，葱有效地预防和治疗伤风感冒，减轻鼻塞流涕的症状，起到缓解病情的作用，既经济又实用。

国医小课堂

◎葱对汗腺刺激比较强，有腋臭的人在夏季应慎食；多汗的人也应忌食。
◎葱不能过量食用，否则会引起头晕、视物不清等症状。
◎葱叶中含有丰富的胡萝卜素，不要轻易丢弃。
◎葱不宜与蜂蜜同食。
◎食葱后，口中会留下难闻的气味，如果用浓茶漱口或咀嚼茶叶的方法就能清除异味。
◎因冰箱有干燥作用，把葱切碎放在盒子里，底下铺放一层纸巾放入冰箱冷藏，可去除葱的水分使其变成干葱。使用时只要用油加热炒香即能恢复其效果。

胡椒

胡椒气味芳香,有强烈刺激的辛辣味(黑胡椒比白胡椒味浓),是一种原产于印度的重要香辛作物。其种子含有挥发油、胡椒碱、粗脂肪、粗蛋白等,是人们喜爱的调味品。

【禁忌理由】

通常胡椒具有解油腻、助消化的功效,芳香的气味还能令人胃口大开。

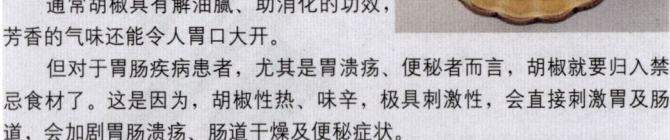

但对于胃肠疾病患者,尤其是胃溃疡、便秘者而言,胡椒就要归入禁忌食材了。这是因为,胡椒性热、味辛,极具刺激性,会直接刺激胃及肠道,会加剧胃肠溃疡、肠道干燥及便秘症状。

【其他功效】

胡椒含有维生素A、维生素B_2、维生素C、胡椒碱、挥发油、淀粉、铜、铁、锌、酶等成分,常被用来作解热剂、利尿剂及支气管黏膜刺激剂等,可治疗寒痰、咳嗽、支气管炎、感冒和风湿等病。

此外,胡椒还具有防腐抑菌的作用,用以解鱼虾肉毒。

国医小课堂

◎粉状胡椒的辛香气味易挥发,应装在密封容器中,避免受潮和光照,保存时间不宜太长。鲜胡椒可选择冷藏方式保存,但保存时间也不宜过长。

◎无论是黑胡椒还是白胡椒都不能高温油炸,应在菜肴或汤羹即将出锅时添加少许,均匀拌入。

◎肝火偏旺、阴虚体热者应不吃或少吃胡椒。

◎肝胆疾病患者、发热性疾病患者忌食。

◎心脑血管疾病患者不宜食用。

◎胡椒容易造成孕妇肠道干燥、便秘,宜少食。

咖啡

日常饮用的咖啡是用咖啡豆配合各种不同的烹煮器具，再用适当的烘焙方法烘焙而成的。根据咖啡的产地、种类及制作工艺的不同，又分为蓝山咖啡、摩卡、曼特宁、巴西咖啡等多种类型。

【禁忌理由】

咖啡会刺激胃酸分泌，属于刺激性饮品。患有胃肠疾病的患者，尤其是胃溃疡患者都应该不喝咖啡，否则会加重病情。

【其他功效】

人们在生活中会不可避免地接触到各种辐射，如光波、电磁波等，久而久之，都会对机体产生不同程度的伤害，而适量饮用咖啡则可以减轻这些伤害。

咖啡中含有咖啡因、有刺激中枢神经、促进肝糖原分解、升高血糖、增加肌腱力量、增加身体灵敏性的功能。适量饮用还可使人暂时精力旺盛，思维敏捷；而运动后饮用，有消除疲劳、提高运动能力、恢复体力、振奋精神之效。

国医小课堂

◎经常喝咖啡的人应注意补钙。
◎孕妇不宜过量饮用咖啡，否则会导致胎儿畸形或流产。
◎虽然少量饮用咖啡有抑制肝癌的功效，但需注意的是，过量饮用咖啡则有致癌风险。
◎由于咖啡有利尿功能，可以提高排尿量和肾功能，因此常喝咖啡者不必担心上火。

咖喱

人类自古就有利用不同香料制成复合调味料的传统，咖喱就是由多种香料调和而成的，由于其具有独特的香味，人们常将其称为"香料的结晶品"。

咖喱主要用于烹调牛肉羊肉、鸡肉、鸭肉、土豆、菜花和汤羹等。在东南亚许多国家中，咖喱是必备的重要调料，在许多西餐中也会用到。

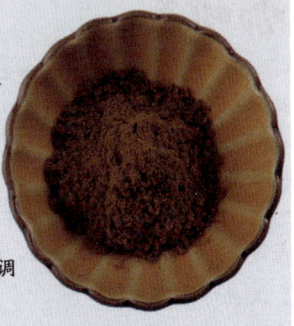

禁忌理由

咖喱对胃有一定的刺激作用，患有胃炎、溃疡病的人应禁食。另外，咖喱中含有辣味成分的香辛料，会造成肠胃的干燥，引起或加重患者的便秘症状。

其他功效

咖喱具有协助伤口愈合，预防阿尔茨海默病的作用。同时，咖喱所含的姜黄素具有激活肝细胞和抑制癌细胞功效。

姜黄素还具有行气、活血、止痛的作用，对风湿肩臂酸痛、胸肋疼痛、女性经痛等有良好的疗效。最新研究显示，进食咖喱可以舒缓头痛，效果堪比服用阿司匹林。

在保健方面，咖喱具有利汗排毒、驱湿散寒、除虫杀菌的功效。

国医小课堂

◎咖喱不宜食用过多，一次不应超过2小匙（20克）。
◎患病服药期间不宜食用。
◎慢性胆囊炎患者忌食。
◎咖喱应密封保存，以免香气挥发散失。
◎优质的咖喱一般呈黄色或黄褐色、干粉状、不结块、无杂质，其味以咸辣为主，略带酸味。

白酒

白酒是我国特有的一种蒸馏酒，是以曲类、酒母为糖化发酵剂，利用淀粉质（糖质）原料，经蒸煮、糖化、发酵、蒸馏、陈酿和勾兑而成的各类酒的统称。

通常情况下，白酒从外观上看清澈透明，质地纯净、无混浊，口味芳香浓郁、醇和柔绵、刺激性较强，饮后余香，回味悠久。

【 禁忌理由 】

酒精能刺激胃酸分泌和损害胃黏膜，不仅会加重胃肠疾病患者原有症状，甚至还会引起胃溃疡等病。而有溃疡病的人饮酒，会使病情加重，甚至引起出血。另外，饮酒还会引起十二指肠炎、十二指肠乳突附近水肿等症。

【 其他功效 】

白酒既是一种调味品，也是一种营养品，在烹饪鱼、虾、鸡等肉类时，常用白酒或料酒提味，能使菜肴香气浓郁，还可减少鱼肉内的三甲基胺，去掉鱼、虾的腥臭味，使鱼、虾、肉禽的口味更鲜美。夜晚饮用少量的白酒，可平缓地促进血液循环，起到催眠的作用。

另外，白酒还具有活血通脉、消麻解乏、使人轻松之功效。

国医小课堂

◎长期大量饮用烈性酒，会酗酒成癖，导致慢性酒精中毒，其症状为智力减退，发生脏器变性，导致脏器功能衰竭。
◎白酒并非存放时间越长越好。另外，饮酒取暖的做法也不可取。
◎高血压、心脑血管病患者、肝功能不佳者禁用。
◎饮白酒后不能服用各种镇静药、降糖药、抗生素和抗结核药。
◎检验和选购瓶装白酒时，将其倒过来1～2分钟，观察密封是否严密，有没有滴漏现象。如果瓶盖密封不严，有滴漏现象发生，说明白酒有可能受杂菌感染而变质，可判定为不合格品。

大蒜

大蒜又称胡蒜、蒜头，味道辛辣，性温、归脾、胃、肺经，有强烈的刺激性气味，是烹饪中不可或缺的调味品，因具有强力的杀菌作用，被人们誉为"天然抗生素"。

【禁忌理由】

大蒜性味大辛大热，强烈的刺激性可以加重胃炎、胃溃疡患者的胃部不适症状，因此最好不要食用。

【其他功效】

大蒜有调节人体免疫系统的功能，大蒜中含有的"硫化丙烯"辣素，具有很强的杀菌能力，对病原菌和寄生虫都有良好的杀灭作用，可以起到预防流感、防止伤口感染和驱虫的功效。

大蒜含硒较多，对人体胰岛素的合成能起到一定的作用，所以糖尿病患者多食大蒜对缓解病情有益。

最新研究发现，大蒜在控制肥胖方面也有意想不到的效果。

国医小课堂

◎肝病患者不宜食用大蒜。
◎过量食用大蒜会动火、耗血、有碍视力，因此阴虚火旺者忌食。
◎发了芽的大蒜食疗效果甚微。
◎大蒜不宜长时间腌渍，以免破坏其有效成分。
◎辣素遇热后会很快分解，杀菌作用降低，若用大蒜预防和治疗感染性疾病时应生食。

第三章 常用中药

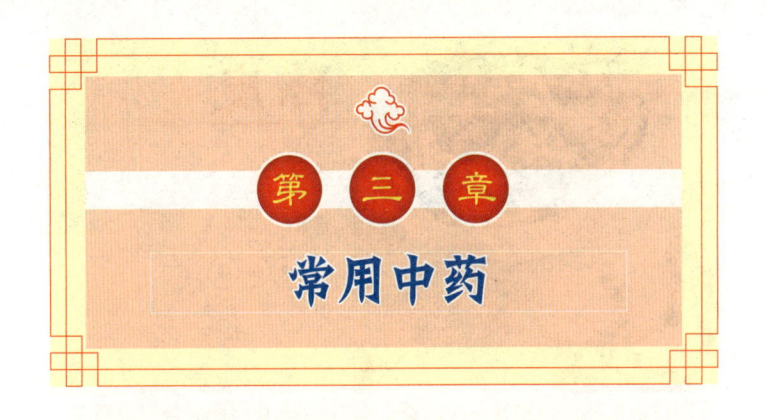

把握好中药的剂量

食用中药时剂量的大小，应根据地区、季节、体质、年龄等因素综合考虑，剂量越大药效越好的说法是不正确的。

首先，药量大小应视情况而定。例如，苦寒的中药，夏季用剂量可大些，冬天用剂量宜小些；体质强的人在用量上可稍大一些，体质弱者则相反；药性猛或有毒性的中药，必须降低用量并按医嘱服用，药性平和的，剂量可适当偏大些。

需要注意的是，中药用量过大，会出现中毒现象，如苦寒药黄连、龙胆草等少量服用可清胃火、增进食欲，反之则会出现不良后果。有些中药虽然无毒性或毒性很小，如果大量服用也会引起中毒现象，要记住"是药三分毒"。

另外，药量大小不同，其治疗效果也不尽相同，有些药材还可能因剂量不同而出现相反的效果。如川芎，剂量较小时可起到收缩子宫、兴奋心脏的作用。而大剂量使用时，心脏会因麻痹而收缩停止，导致心脏抑制、血管扩张、血压下降。

因此，在服用中药时应把握好中药的剂量。

陈皮

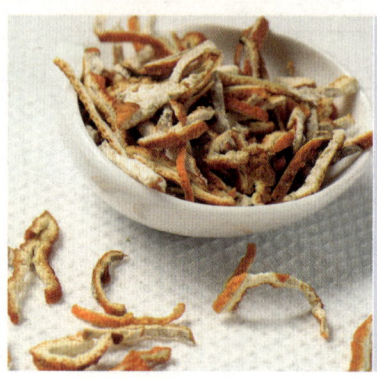

别名
橘皮

性味归经
味辛、苦,性温;入脾、肺经。

陈皮属芸香科植物,其药用部位是橘及其栽培变种的成熟果皮,一般每年11～12月采摘成熟果实,剥取果皮,晒干或低温干燥。现代研究发现,陈皮中主要含有橙皮苷、新橙皮苷、川陈皮素、橙皮素、蛋白质、类胡萝卜素、维生素、钾、钙、钠、镁、铁、锌、锰等多种营养素。

保健功效

陈皮具有健胃、调中理气、导痰、利水、镇咳、燥湿、止呕的作用。

药理作用

陈皮的香味能够促进胃液分泌,促进胃肠蠕动,帮助消化吸收,也进而促进肠胃对水分和营养的吸收。另外,陈皮还具有消炎及调理胃肠的作用,对胃痛及因各种原因导致的胃胀、反胃、胃溃疡有很好的疗效。

国医小课堂

◎气虚体燥、阴虚燥咳者忌用。
◎多服、久服陈皮易损伤元气。
◎陈皮性温,体质燥热出现口干舌燥、便秘、火气大等实热症候者不宜服用。

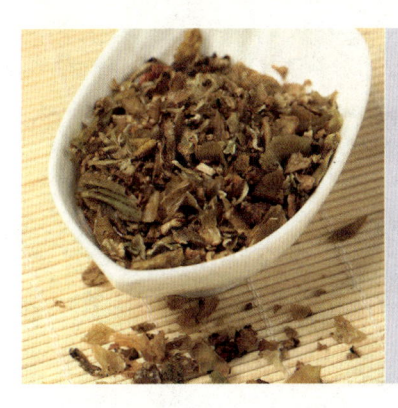

鸡内金

别名
鸡肫皮

性味归经
味甘，性平，归脾、胃、小肠、膀胱经。

鸡内金因其生于鸡体内，色黄如金而得名，药用部位为家鸡的砂囊角质内壁。鸡宰杀后，取出鸡胃，除去内容物，趁热剥取砂囊内膜，洗净，晒干，生用；或用中火炒至表层黄色或焦黄色，即为炒鸡内金。鸡内金中含有胃激素、氨基酸、胃蛋白酶、淀粉酶、氯化铵等成分。

保健功效

鸡内金有较强的消食化积作用，无论肉积、谷积等均可使用。《滇南本草》中云：鸡内金"宽中健脾，消食磨胃。治小儿乳食结滞，肚大筋青，痞积疳积。"《名医别录》中记载，鸡内金还可"主小便不利、遗溺（尿），除热止烦。"

药理作用

鸡内金本身并不含有任何消化酶，其药理作用是其作为药物服用后引起胃液分泌量、酸度及消化力增强，从而增强胃功能。

国医小课堂

◎脾虚无积者慎用。
◎本品炒后研末服用比入汤剂疗效更好。

扁豆

别名
白扁豆

性味归经
味甘,性微温;归脾、胃经。

扁豆药用部位为扁豆的成熟种子,呈扁椭圆形。晒干后去皮,将种子再晒干,即为生扁豆;炒制,即为炒扁豆,如果炒制时受热不均,会影响扁豆的药品的质量。扁豆的营养成分相当丰富,含蛋白质、脂肪、糖类、钙、磷、铁、膳食纤维、各种维生素及酪氨酸酶等。

保健功效

扁豆能够健胃化湿而不温燥,配伍不同的药物能够解酒毒、河豚鱼毒、砒霜毒、鸟肉中毒等,因此可以对胃起到很好的保护作用。《本草纲目》载"入太阴气分,通利三焦,能化清降浊,故专治中宫之病,消暑除湿而解毒也。"

药理作用

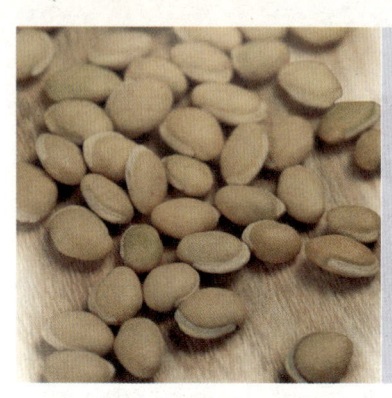

扁豆中富含的膳食纤维能促进肠道蠕动,起到清洁肠道、预防便秘的作用。其含有的丰富的解毒元素可以有效地保护胃部免受毒素入侵,使胃肠保持良好的消化功能。

国医小课堂

◎健脾止泻时用炒扁豆为佳。
◎多食扁豆会导致壅气,因此伤寒邪盛者忌用。

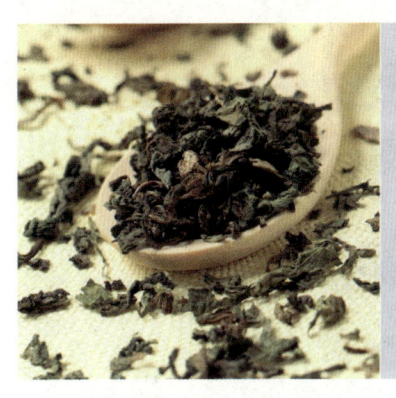

蒲公英

别名
黄花地丁、蒲公草、尿床草

性味归经
味甘,性寒;归肺、胃、心经。

蒲公英带根全草均可入药,夏秋二季采收,入食可鲜用,入药鲜用、晒干均可。其外表为不规则的中段,根与表面均为棕褐色,抽皱。东北、华北、华东、中南、西南和西北各省区均有分布。蒲公英中含有蒲公英甾醇、蒲公英素、蒲公英苦素、肌醇、天冬酰氨、苦味质、皂苷、树脂、菊糖、果胶等多种成分,对多种病症均有不错的疗效。

【保健功效】

蒲公英具有助消化、增食欲、治疗胃及十二指肠溃疡的作用。另外,其还能起到利尿、缓泻、退黄疸、利胆、催乳、强身健体、防癌抗癌等多种功效。

【药理作用】

蒲公英含有一种特殊的成分,具有预防和治疗胃癌、肠癌的功效。

国医小课堂

◎蒲公英不可过量服用,否则会引起腹泻。
◎蒲公英除可药用外,也是早春一种很好的野生蔬菜,食用方法很多,可生食、腌渍或汆烫后凉拌,也可切碎后与米煮食或油炒制食用。

冬瓜皮

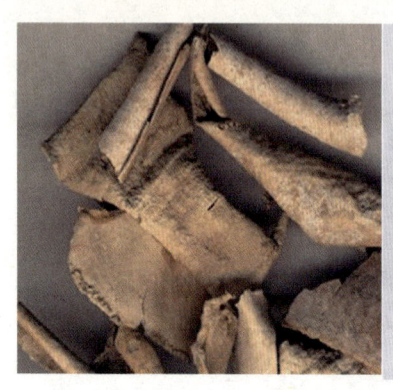

别名
白瓜皮、白冬瓜皮

性味归经
味甘、淡，性微寒；归肺、小肠经。

冬瓜皮是人们日常生活中常接触到的药食佳品，为冬瓜的外果皮。现代医学研究发现，冬瓜皮含有树脂及蜡类物质等成分。

每年夏末秋初是食用冬瓜皮的最好时节，可将其洗净、晒干，直接生用或配伍茯苓、泽泻等一起服用，具有很好的保健价值。

【保健功效】

冬瓜皮具有健胃、助消化、利水消肿、清热解毒、除湿健脾、益气行水的功效，尤其适用于水肿偏有湿热者。《滇南本草》中记载，冬瓜皮"止渴，消痰，利小便。"

【药理作用】

冬瓜皮味甘而性寒，有清胃降火的功效，对于因消化不良而造成的胃痛、胃胀有很好的辅助疗效。

国医小课堂

◎因营养不良引起虚肿者慎用。
◎脾胃虚寒易泄泻者应少食。
◎久病者、怀孕期间及哺乳期女性应少食。

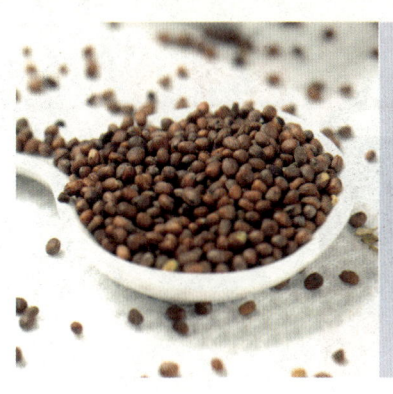

莱菔子

别名
萝卜子

性味归经
味辛、甘,性平;归脾、胃、肺经。

莱菔子为萝卜的成熟种子。干燥种子呈椭圆形或近卵圆形而稍扁,表面红棕色,一侧有数条纵沟,一端有种脐,呈褐色圆点状突起。用小火炒至微鼓、有香气,即为炒莱菔子。

保健功效

莱菔子善于消食化积、除胀行滞。据《本草纲目》记载,炒莱菔子"下气定喘,治痰,消食,除胀,利大小便。"《医学衷中参西录》中记载"莱菔子,无论或生或炒,皆能顺气开郁,消胀除满,此乃化气之品,非破气之品。"

药理作用

莱菔子含抗菌物质,其有效成分为莱菔素,对葡萄球菌和大肠杆菌等有显著的抑制作用,因此可以预防各类肠道疾病。

国医小课堂

◎莱菔子易耗气,因此无食积、痰滞、气血虚弱者忌用。
◎莱菔子不宜与人参同用。
◎生莱菔子有轻微毒性,能引起恶心等症状,故宜用炒莱菔子,并打碎煎服。

茯苓

别名
云苓

性味归经
味甘、淡，性平，归心、脾、肾经。

茯苓的药用部位为菌核，为多孔菌科真菌茯苓的干燥菌核，呈块片状，边缘整齐，白色，少数呈淡红色或淡棕色，质坚实，断面颗粒性，有的具裂隙，嚼之粘牙。现代研究发现，茯苓含茯苓酸、麦角固醇、胆碱、卵磷脂、钾盐等，具有很好的保健功效。

保健功效

茯苓有健胃、抗胃溃疡、淡渗利湿的作用，能改善腹胀、腹泻、消化不良、肠胃蠕动不佳等症状。另外，还具有增强免疫力、抗肿瘤、抗菌、降血糖、保肝、利水渗湿、化痰、宁心安神的功效。

药理作用

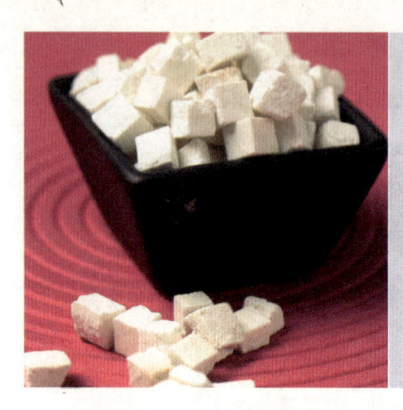

茯苓含有的一种特殊因子能抗溃疡、缓解胃肠平滑肌痉挛，对胃溃疡有预防效果，并且能降低胃酸分泌，减少胃部的不适症状。

国医小课堂

◎阴虚湿热、虚寒滑精或气虚下陷者慎用。
◎茯苓不宜与醋一起食用。
◎茯苓不宜与地榆、雄黄等一起入药。

甘草

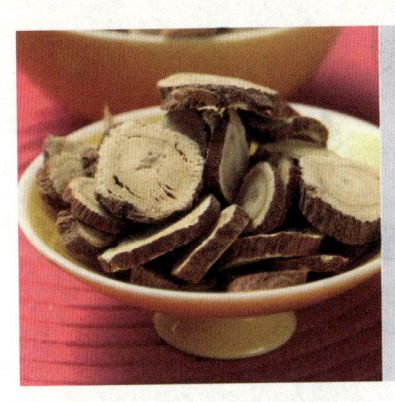

别名
国老、甜草根、美草、密甘

性味归经
味甘，性平，归心、肺、脾、胃经。

甘草是一味很神奇的药物，其有调和诸药的功效，是"虽非君而为君所宗"之药，可以缓解峻猛药物的烈性而又不失药效。药用部位为甘草的根及根状茎。质坚实，断面略呈纤维性，有的有裂隙。

【 保健功效 】

甘草可以解药毒、减轻药物的副作用，避免引起胃部痉挛、胃溃疡等不适症状。另外，甘草还具有除邪气、坚筋骨、缓中补虚、益气润肺、防癌抗癌等功效。

【 药理作用 】

由于胃溃疡多数是由幽门螺旋杆菌引起的，而甘草具有杀灭这种细菌的能力。同时，甘草还具有修复溃疡、补益脾胃等功效，对于胃溃疡有很好的疗效。另外，甘草还具有类似肾上腺皮质激素的作用，可以起到抑制胃酸分泌的作用，从而有效缓解因紧张而引起的突发疼痛、胃痉挛等症状。

国医小课堂

◎甘草易助湿壅气，因此湿盛胸腹胀满及呕吐者忌用。
◎甘草不宜与甘遂、大戟、芫花、海藻、水杨酸衍生物以及降血糖药同用。

山楂

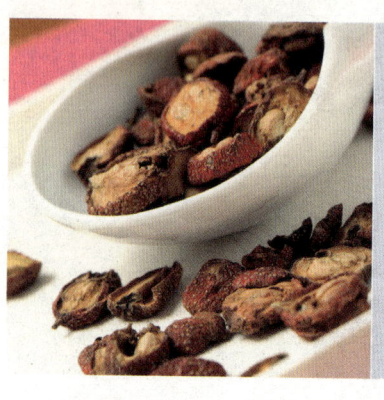

别名

红果、山里红、仙果

性味归经

味酸、甘,性微温;归脾、胃、肝经。

山楂属蔷薇科落叶灌木或小乔木植物,药用部位为野山楂或山楂的成熟果实。呈球形或梨形,表面深红色,有光泽,满布灰白色细斑点,干品常为3~5毫米厚的横切片,多卷缩不平,果肉深黄色至浅棕色,切面可见5~6粒淡黄色种子。

山楂富含糖类、蛋白质、脂肪、维生素C、淀粉、苹果酸、枸橼酸、钙和铁等多种有效成分,因而具有多种保健功效。

保健功效

山楂具有增加食欲、整饬胃肠、活血散瘀、止痛、化痰行气、滋补肝肾、调节血压、益智、醒脾气、散结消胀、解酒、除疳积、止泻痢等多种保健功效。

药理作用

山楂含有独特的酸味成分,可以促进胃液分泌,起到开胃消食、化滞消积、健胃等效果,特别适合胃部不适或没有食欲的人食用。

国医小课堂

◎脾胃虚弱者慎用。
◎胃酸过多、消化性溃疡、龋齿及正在服用滋补药品的患者忌服。

莲子

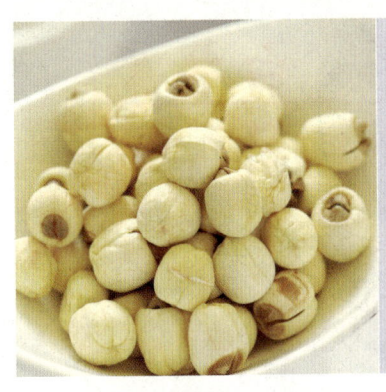

别名
藕莲、莲蓬子、莲米

性味归经
味甘、涩，性平，归脾、肾、心经。

莲子是睡莲科多年水生草本植物莲的成熟种子，生在小巧玲珑的莲蓬之中，因为外壳坚硬，古人称之为石莲子，是常见的滋补之品，有很好的滋补作用，很多家庭都用它制作过冰糖莲子羹和八宝粥。

保健功效

莲子具有补益脾胃、止泻、养心安神、补肾固涩等功效，可以治疗脾虚泄泻、心悸不安、失眠、夜寝多梦等病症。此外，它含有丰富的钙质，其是构成骨骼和牙齿的有效成分，可以强固牙齿，强健骨骼。

药理作用

莲子具有除湿开胃的功效，可促进肠胃功能的改善。肠胃功能不佳的人食用之后，可以加强胃肠的营养吸收机能，避免引起消化不良、腹胀等症状。

国医小课堂

◎便秘的人不宜服用。
◎变黄发霉的莲子不可食用。
◎莲子不宜过量食用，否则会引起肠胃不适。

白术

别名
于术

性味归经
味苦、甘,性温,归脾、胃经。

白术的药用部位为白术的根茎。以米泔汁浸软后切厚片,干燥,即得生白术;与伏龙肝粉炒,再筛去土,即为土炒白术;炒至黑褐色,即为焦白术。

保健功效

白术具有健脾养胃、利尿排钠、降低血压、保护肝脏、防止肝糖原减少、增强肌力等作用,可补气健脾、燥湿利水、止汗、安胎。

药理作用

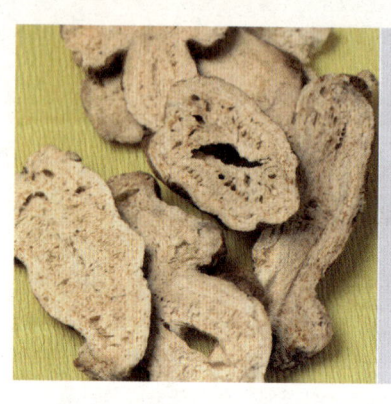

白术有消炎抗溃疡等功效,能起到修复消化道炎症,增强胃肠黏膜功能,促进肠胃蠕动的作用,因此常被用于治疗脾胃虚弱、食少胀满、倦怠乏力、泄泻等症状。

国医小课堂

◎燥湿利水宜用生白术,补气健脾宜炒白术,健脾止泻宜用焦白术。
◎白术易伤阴,因此阴虚内热或津液不足者不宜服用。
◎胸闷、腹胀等气滞者忌用。
◎每日服用白术的剂量在3~15克应该是安全的。若大剂量服用白术,会抑制心跳,严重时会导致心脏骤停。

麦芽

别名
大麦芽

性味归经
味甘，性温；归脾、胃经。

麦芽是大麦的成熟果实经发芽干燥而成，在中国各地均有出产。将成熟的大麦用水浸泡1日，捞出，经常洒水，直至发芽，晒干，生用；或炒至深黄色，即为炒麦芽；或炒至焦黄色，即为焦麦芽。健脾和胃宜用生麦芽，行气消食宜用炒麦芽，消食化滞宜用焦麦芽。

保健功效

健胃消食、益气补虚、降血脂、退乳消胀、消水肿、降血糖、抗真菌。

药理作用

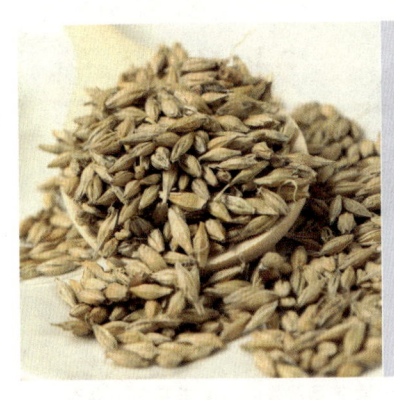

麦芽中含有多种消化酶，具有健胃消食的功效，特别善于消化淀粉性食物，尤其适用于缓解和治疗由米、面、薯、芋等食物引起的积滞，因此胃肠病患者宜多食。

国医小课堂

◎由于麦芽兼有下气的作用，所以过量服用或长期大剂量服用，会导致脾胃虚弱。
◎脾胃虚弱、痰火哮喘者及孕妇忌服。
◎麦芽偏于消食，而谷芽消食健脾的作用较弱，偏于养胃，临床中不可混淆代用，而应协同使用以增强药效。

神曲

别名
六神曲

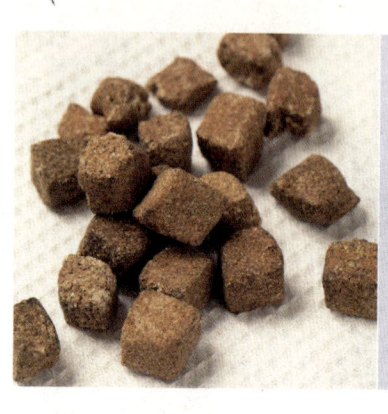

性味归经
味甘、辛，性温；归脾、胃经。

神曲为面粉和其他药物混合发酵而成的加工品，外表土黄色，粗糙，有陈腐气，以陈久、无虫蛀者为佳。其制备过程为：将大量麦粉、麸皮与杏仁泥、红小豆粉以及鲜青蒿、鲜苍耳、鲜辣蓼汁混合拌匀，使不干不湿，作成小块，放入筐内覆以麻叶或楮叶，保温发酵1周，长出菌丝(生黄衣)后，取出晒干即成。含有酵母菌、淀粉酶、B族维生素、麦角固醇、蛋白质、脂肪等多种营养成分。

保健功效

神曲具有健脾暖胃、消食和胃、健美消脂、回乳等多种功效。

药理作用

神曲特有的促进消食因子具有消食暖胃的功效，非常适宜胃肠功能不佳的人服用，可有效预防或缓解胃部的不适症状。

国医小课堂

神曲与建神曲是两种不同的药物，不可混淆，应予以鉴别。建神曲，又名范志曲，是在神曲的基础上增加紫苏、荆芥、防风、羌活、厚朴、白术、木香、枳实、青皮等40多种药品制成的，具有消食化滞、发散风寒的作用，适用于食滞不化或兼感冒风寒者。

第四章 能有效调理胃肠的7种营养素

细述烹调方式对营养素的影响

◎**煮**：容易使水溶性维生素和部分矿物质溶于汤中。

◎**炖**：可使水溶性维生素溶于汤内，同时也会破坏一部分维生素。

◎**蒸**：容易使水溶性维生素溶于汤中，但通常情况下矿物质不会受到损失。

◎**焖**：一般情况下，营养素损失的多少与焖的时间长短成正比。

◎**烤**：维生素受到的破坏较大，还会损失一部分脂肪。需要注意的是，如用明火烤，还可能产生某种致癌物质。

◎**熏**：与烤相似，不仅维生素会受到破坏，而且会损失一部分脂肪，甚至还会产生致癌物。

◎**炸**：营养素破坏较为严重。其中，蛋白质会因高温而严重变性，脂肪也因油炸而失去功能。

◎**煎**：目前还没有发现对维生素及其他营养素有严重的破坏性。

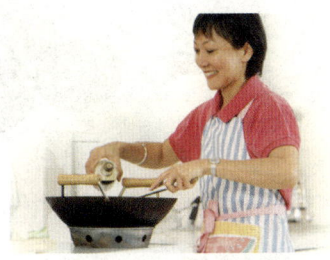

胃肠不适者应选择适合自己的烹调方式

维生素A

维生素A是一种脂溶性维生素，在动物性食品中以视网醇的形态存在，在植物性食品中则以胡萝卜素的形态存在。它具有保持黏膜组织健康的作用，能预防和辅助治疗胃溃疡、十二指肠溃疡等症，对预防胃癌、肺癌、乳腺癌也有很好的帮助。

缺乏症状

使上皮细胞的功能减退，导致皮肤弹性下降、干燥、粗糙、失去光泽、抵抗力下降、出现夜盲症、角膜干燥症、角膜软化症、发育停止、智能障碍、头发枯干、记忆力减退、心情烦躁及失眠

保健功效

健胃养胃、预防胃癌、维持正常的视觉反应、维持正常的骨骼发育、维持上皮组织的正常形态与功能、维护皮肤细胞功能、使皮肤柔滑细嫩、增加免疫功能和抵抗力、抑制癌症、预防心脏病、降低胆固醇

食物来源

牛奶、奶油、鸡蛋、鱼类、萝卜、胡萝卜、绿叶蔬菜、肝脏等。

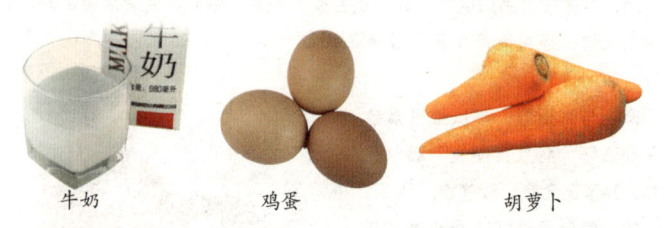

牛奶　　　　鸡蛋　　　　胡萝卜

国医小课堂

维生素A摄入过量会引起中毒，因此应在医生的指导下合理掌握摄入量。

维生素C

维生素C可以合成胶原蛋白、修补伤口,对治疗溃疡、发炎有很好的作用,非常适宜胃溃疡患者服用。另外,维生素C还有一定的抗压作用,平时注意多摄入一些,对于胃肠功能不佳者而言,可以起到预防溃疡发作的功效。

【缺乏症状】

皮肤暗淡无光、伤口不易愈合、免疫力下降、血管、黏膜及皮肤等细胞间的结合松弛并出现出血症状、易感到疲劳

【保健功效】

辅助治疗胃溃疡、维持皮肤光洁和弹性、保护血管壁的健康、促进骨胶原的生成、利于组织创伤口愈合、改善脂肪和类脂,特别是胆固醇的代谢、预防心血管病、促进牙齿和骨骼生长、预防牙床出血、增强肌体对外界环境的抗应激能力和免疫力、改善贫血

【食物来源】

圆白菜、菜花、菠萝、猕猴桃、青椒、紫甘蓝、西红柿、菠菜、草莓、葡萄柚、橘子、柿子等。

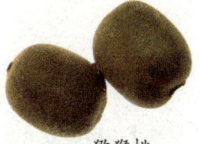

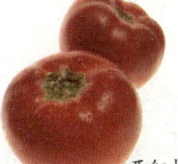

猕猴桃　　　　　西红柿　　　　　草莓

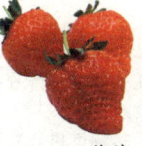

国医小课堂

维生素C无法在体内储存,如果不注意及时补充,就容易导致缺乏。但也要注意过犹不及的问题,即如果摄取过量,容易导致腹泻、呕吐及尿频等症状。

乳酸菌

乳酸菌是分解糖类、制造乳酸的细菌的总称。从菌的形状来分又分为乳酸球菌和乳酸杆菌,是一种存在于人体内的益生菌。

由于乳酸菌能够帮助消化,有助人体肠道的健康,因而被认为是较安全的菌种之一。

【缺乏症状】

大肠干结、便秘、消化不良、抵抗力下降、容易发生流感等传染性疾病

【保健功效】

改善人体胃肠道功能、恢复人体肠道内菌群平衡、形成抗菌生物屏障、维护人体健康、增强人体免疫力和抵抗力

【食物来源】

酸奶、酱油、泡菜、豆豉等。

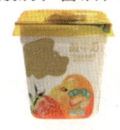

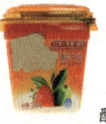

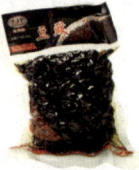

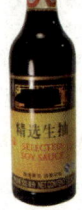

酸奶　　豆豉　　酱油

国医小课堂

◎儿童的胃肠内菌群平衡易失衡,所以应及时补充有利于大肠环境的乳酸菌。

◎人体肠道内乳酸菌的数量会随着年龄增长而逐渐减少,因此老年人也要及时补充。

◎乳酸饮料中含有许多糖分,在摄取时应多加注意,尤其是糖尿病患者不宜过量饮用。

◎有些乳酸菌源取自动物,常处于相对不稳定状态,其生物功效也较不稳定,且在大量食用时,很容易导致人体动物蛋白过敏。因此,食用酸奶等含乳酸菌食品时如果出现过敏症状要及时停食。

膳食纤维

膳食纤维在维持消化系统健康方面扮演着重要的角色，不仅可以清洁消化壁和增强消化功能，更重要的是，它可以稀释和加速食物中的致癌物质和有毒物质的移除，促进肠道黏膜细胞的新陈代谢，起到保护胃肠器官和预防便秘的功效。

【 缺乏症状 】

便秘、头痛、皮肤粗糙、肠道坏菌丛生

【 保健功效 】

增加饱腹感、促进肠道蠕动、缓解便秘、调节肠道微生态平衡、调节糖类代谢、降低胰岛素和甘油三酯水平、降低血液中胆固醇含量、预防动脉粥样硬化、调节血压

【 食物来源 】

柑橘类、豆类、海带、紫菜、芋头、山药、蓬蒿、芹菜等各类蔬菜以及苹果、菠萝等水果。

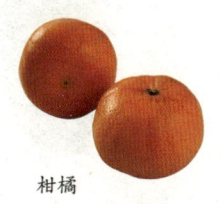

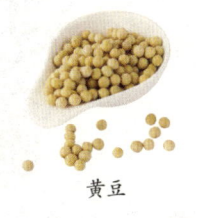

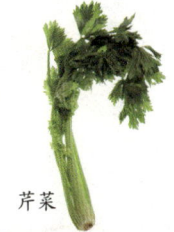

柑橘　　黄豆　　芹菜

国医小课堂

如果只是单纯用保健品来补充膳食纤维，却没有及时摄入足够的水分，不仅起不到保护肠胃的功效，反而容易加重肠胃的负担，导致便秘。

消化酶

消化酶指的是参与消化的酶的总称。其中,人体中所需的消化酶以淀粉酶、黏蛋白酶与胃肠关系最为密切。淀粉酶是糖类的一种分解酶,具有很好的改善和缓解便秘的功效,而黏蛋白酶则是蛋白质的分解酶,具有很好的整肠以及防止胃黏膜损伤的作用。

【缺乏症状】

脾胃虚弱、便秘、食少胀满、心情烦躁及失眠、抵抗力下降、记忆力减退、倦怠乏力、泄泻

【保健功效】

保持人体血管壁的弹性、防止胃黏膜损伤、缓解和改善便秘、促进胃液分泌、增强消化能力

【食物来源】

土豆、山药、芋头、菠萝、木瓜、萝卜、莲藕等。

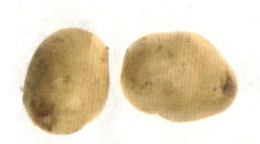

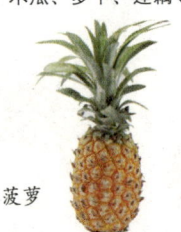

土豆　　菠萝　　木瓜

国医小课堂

淀粉酶、黏蛋白酶等消化酶在人体内可自行合成,身体机能正常的人只要在日常生活中做到膳食平衡,并不需要特别补充。只有在身体出现特殊状况时,如疾病、身体机能衰退或异常时,才需适量补充富含淀粉酶、黏蛋白酶的食物。

寡糖

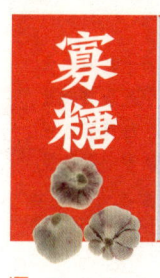

寡糖又叫低聚糖，是由少数单糖（葡萄糖或果糖等）结合而成的物质，不会被人体吸收消化。其是肠内有益菌的成分，可以增加有益菌活性，在肠道内创造出有益菌优势环境，抑制肠内腐败物质，从而保持肠内清洁，改变大便性状，预防便秘与大肠癌。

【缺乏症状】

便秘、易患肠炎、容易产生龋齿、抵抗力下降

【保健功效】

润肠通便、调节胃肠功能、促进维生素合成、提高人体免疫力、改善血脂代谢、降低血液中胆固醇和甘油三酯含量、预防龋齿

【食物来源】

香蕉、胡萝卜、牛蒡、大蒜、洋葱、芦笋、豆类、蜂蜜等。

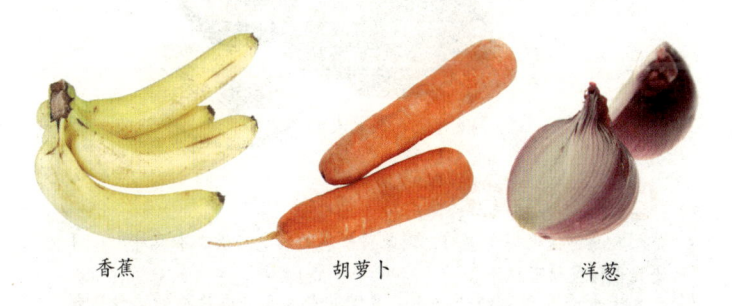

香蕉　　　　　胡萝卜　　　　　洋葱

国医小课堂

如果服用纯粹的寡糖补充剂，要注意安全剂量，服用过量往往会使其在大肠积累过多，从而导致腹胀、便秘和腹泻等症状的出现。

木瓜酶

木瓜是抗病保健的佳果，含有丰富的木瓜酶，当划破青木瓜皮时，其流出的乳液状汁液中就含有大量木瓜酶。这种酶素对动植物蛋白、多酞、酯等有较强的水解能力，可以解除食物中的油腻，从而起到舒缓消化不良或肠胃不适等症状的作用。

【缺乏症状】

消化不良、胃酸胃胀、腰膝关节疼痛、脚气水肿

【保健功效】

舒缓消化不良、改善肠胃不适、改善高血脂及糖尿病、调节高血压、预防脑血栓及动脉粥样硬化、分解胆固醇及蛋白质、舒缓疼痛、抗菌消炎、清除沉积在体内的各种垃圾及毒素、防癌抗癌、延缓衰老、美白肌肤

【食物来源】

木瓜等。

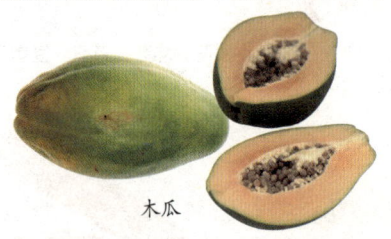

木瓜

国医小课堂

◎木瓜酶可使肉类变柔软，因此将硬质的肉类腌渍在木瓜汁中，可使其变得柔软可口。
◎青木瓜的木瓜酶功效较强。若能将青木瓜当成蔬菜炒热食用或作为肉类料理的配食沙拉，则可因木瓜酶的作用有利于营养的消化和吸收。
◎不经加热食用的黄色成熟木瓜，其木瓜酶功效较小。
◎木瓜酶可作啤酒的澄清剂。

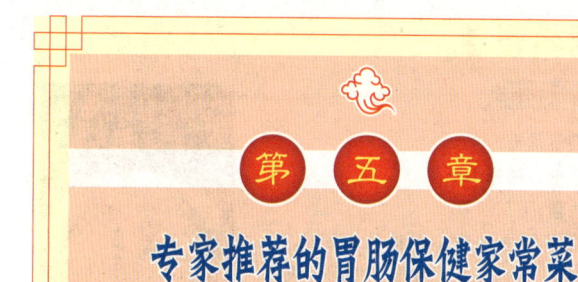

第五章 专家推荐的胃肠保健家常菜

不利胃肠的三大饮食习惯

不吃早餐

通常情况下,食物在胃部停留1~6个小时进入肠道。由于人体器官具有其自身的规律性,即使胃部没有食物也会分泌胃液。如果不吃早餐,胃部没有食物可以供各种消化酶进行消化,就会对胃黏膜层造成较大的损伤。

用餐不规律

正如前面所说,用餐不定时很容易打乱胃肠的规律性,容易造成胃黏膜的损伤,而暴饮暴食则会加重胃部负担,容易产生消化不良等不适症状。

吃饭速度过快

营养学家多次强调,吃饭宜讲究细嚼慢咽,以利于食物与唾液充分接触,促进消化。如果长期吃饭速度过快,就会造成消化不良,并加剧胃肠道的负担。

【香蕉粳米粥】

推荐指数 ★★★★

【适用症状】慢性胃炎。

【材料】香蕉2根,粳米100克。

【调料】冰糖适量。

【做法】1.将香蕉剥去外皮,撕掉筋,切成丁,粳米淘净。2.锅中放入清水、粳米,先用大火煮沸后再用小火熬煮,待粥将成时,加入香蕉、冰糖略煮即可。

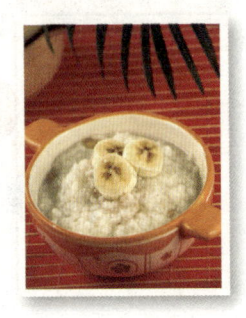

【猪皮枸杞红枣汤】

推荐指数 ★★★★

【适用症状】消化不良。

【材料】猪皮300克,猪脊骨500克,猪瘦肉100克,枸杞子10克,红枣20克,姜适量。

【调料】盐1小匙,鸡精2小匙。

【做法】1.先将猪皮去净猪毛、切块;瘦肉切厚片;猪脊骨剁成块;姜去皮。2.锅内烧水,待水沸时,放入猪皮、脊骨、瘦肉煮去血水,用水冲净。3.往砂锅内放入猪皮、脊骨、瘦肉、枸杞子、红枣、姜,加入清水,煲2小时,调入盐、鸡精即可食用。

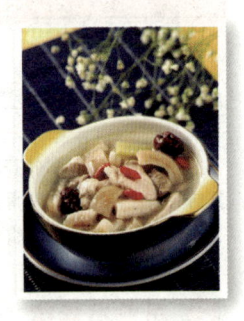

国医小课堂

◎此汤养血益气,对因胃病引起的血虚、头晕眼花、心悸、面色苍白、咽干口燥等症有良好功效。

◎红枣虽然有益,但未必每个人都适合食用。例如,咳嗽及痰多的人就不宜食用。此外,有蛀牙的儿童也不宜多吃红枣。

【豆腐鱼头汤】

推荐指数 ★★★

【适用症状】慢性胃炎。
【材料】豆腐100克，鱼头1个（胖头鱼），小油菜2棵，姜少许。
【调料】盐、鸡精各适量。
【做法】1.将鱼头洗净沥干水分；豆腐洗净切片；小油菜去根洗净备用。2.姜去皮切片。3.油锅烧热，放姜、鱼头煎至两面微黄，加适量水用中火炖15分钟至汤白，下入豆腐炖熟，放油菜稍煮。4.加入盐、鸡精调味，盛入碗中即可。

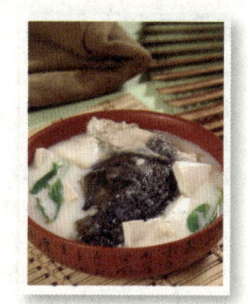

【西红柿牛骨汤】

推荐指数 ★★★

【适用症状】消化不良。
【材料】牛骨500克，胡萝卜300克，西红柿、菜花各200克，洋葱1个。
【调料】盐适量。
【做法】1.牛骨切块，洗净，放入开水中煮5分钟，取出冲净。2.胡萝卜去皮切块。3.西红柿切成4块，菜花切块，洋葱去皮切块。4.锅烧热，下油1汤匙，小火炒香洋葱，注入适量水煮开，加入所有材料煮2.5小时，调味即成。

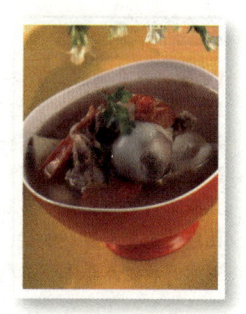

国医小课堂

煲汤、炖菜时加盐不宜过早。盐具有较强的渗透性，会使蛋白质凝固过早，使原料不能充分膨胀，里面的物质难以渗出，影响汤汁的浓度和滋味。

鸡肉栗子汤

推荐指数 ★★★★

【适用症状】反胃、吐血。
【材料】鸡肉100克,栗子、芋头各50克,姜10克。
【调料】盐适量。
【做法】1. 鸡肉洗净切块,放入锅中,注入适量清水,以大火烧开,略煮片刻以去除血水,捞出沥干。2. 栗子洗净,去壳取肉;芋头洗净,去皮切成块;姜切片。3. 锅内注入适量清水,放入鸡块、栗子肉、芋头块、姜片,大火煮开,再改小火煲至材料熟烂,加盐调味即可。

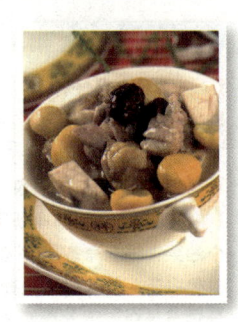

西红柿蛋花汤

推荐指数 ★★★★

【适用症状】胃痛、便秘。
【材料】西红柿2个,鸡蛋2个,香菜少许。
【调料】盐、鸡精、香油各适量。
【做法】1. 将西红柿洗净,去蒂,切片;鸡蛋磕入碗中打散成蛋液。2. 锅置火上加水烧沸,放入西红柿煮2分钟,加盐、鸡精调味,再淋入蛋液熄火。3. 倒入汤碗中淋入香油,撒上香菜即可。

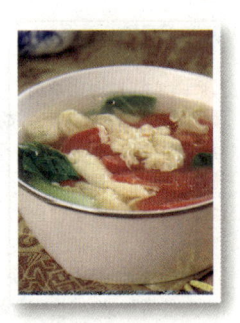

国医小课堂

一个成年人每天食用100~200克西红柿就能满足身体对番茄红素的需求量。但很多人喜欢吃生西红柿,这样并不利于番茄红素的吸收,因为其是一种脂溶性的维生素,经过加热和油脂烹调后,才更有利于发挥其保健功效。所以西红柿熟吃较好,且做菜时盖严锅盖,再稍加些醋,能保护其营养成分不被氧气破坏。

【山楂鱼丸油菜汤】

推荐指数 ★★★

【适用症状】食欲不振、消化不良、胃胀。

【材料】鳜鱼1条(约500克),草菇50克,山楂、油菜心各少许,鸡蛋1个。

【调料】盐适量。

【做法】1. 鳜鱼宰杀后洗净,取肉,用刀背捶成鱼蓉,加盐、鸡蛋清,搅打成胶状待用;山楂、草菇、油菜心分别洗净。2. 锅内倒入适量清水烧开,将打好的鱼胶挤成鱼丸,边挤边下锅,待开锅后捞出。锅内再加清水烧开,放入鱼丸、草菇、山楂、油菜心,加入盐调味,煮熟即可。

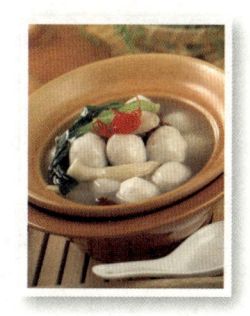

【家常豆腐】

推荐指数 ★★★

【适用症状】胃寒、便秘、慢性胃炎。

【材料】嫩豆腐400克,肉馅80克,姜末1小匙。

【调料】番茄酱1小匙,盐适量,香油、白糖各少许,水淀粉1小匙。

【做法】1. 嫩豆腐切三角块,入锅炸半分钟,捞出后沥油。2. 油锅烧热,先爆炒肉馅,再放姜末及番茄酱翻炒,倒入盐、白糖,放入豆腐翻炒。3. 将水淀粉淋入,倒入香油即可。

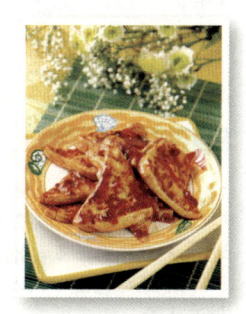

国医小课堂

豆腐下锅前,如果先在开水中浸泡10分钟左右,便可除去卤水味,这样做出的豆腐不但口感好,而且味美香甜。另外,豆腐含有较多水分,在高温下容易变质,凡有发黏、变色和有酸臭味的变质豆腐一定不要食用。

【家常面片】

推荐指数 ★★★★★

【适用症状】慢性胃炎、消化性溃疡、消化不良。

【材料】面粉500克,里脊肉100克,西红柿200克,白萝卜、土豆各150克,姜少许。

【调料】盐、醋、生抽、料酒、番茄酱各适量。

【做法】1. 姜洗净,切片;西红柿洗净,切丁;里脊肉洗净,切丝;其他材料全部切小丁,用料酒和生抽腌15分钟。2. 面和好后,擀成一张面片,然后划成2~3指宽的条,再揪成约2~3厘米长的不规则面片。3. 油锅烧热,放姜片爆香,放肉丝翻炒,肉丝变色后,放西红柿丁和番茄酱,翻炒均匀,再放入白萝卜丁、土豆丁翻炒,加适量清水,把材料煮烂,再加盐和醋调味做成浇头。4. 将面片投入开水锅中煮熟,加入浇头拌食即可。

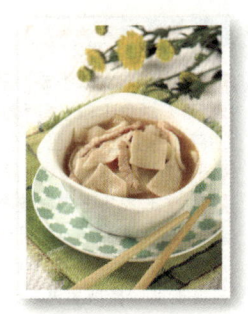

【韭菜炒鸡蛋】

推荐指数 ★★★

【适用症状】胃寒、便秘。

【材料】鸡蛋4个,韭菜50克。

【调料】盐、鲜汤各适量。

【做法】1. 将鸡蛋磕入碗中,加盐打散。2. 韭菜择洗干净,切成段。3. 起锅热油,添适量鲜汤烧开,倒入鸡蛋液,用手勺轻推。4. 待蛋液凝结,撒上韭菜,翻炒均匀,出锅即成。

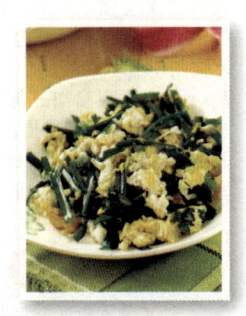

国医小课堂

韭菜要挑选鲜翠亮丽、无烂叶、无断枝、不软垂的。

【奶香麦片粥】

推荐指数 ★★★★★

【适用症状】脾胃虚弱、胃痛。

【材料】粳米100克,鲜牛奶500毫升,麦片50克。

【调料】白糖适量。

【做法】1. 将粳米淘洗干净。2. 将粳米与适量清水同放入锅中,大火煮沸后转小火煮约30分钟至粥稠,加入麦片,以中火煮沸,再加入鲜牛奶,搅拌均匀,熟后以白糖调味即可。

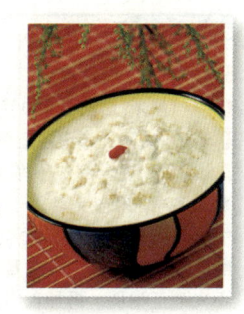

【牛奶红枣粥】

推荐指数 ★★★

【适用症状】脾胃虚弱、食欲不佳、胃痛、吐酸水。

【材料】粳米100克,绿豆50克,红枣50克,牛奶1000毫升。

【调料】白糖适量。

【做法】1. 将粳米、红枣用清水洗净,将红枣去核,然后再将红枣切成碎块。2. 在瓦煲中加入牛奶,待牛奶烧开后即加入粳米、去皮绿豆,煲约30分钟。3. 再加入红枣,调入白糖,继续煲12分钟即可。

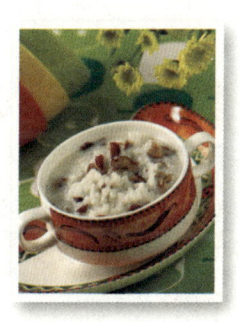

国医小课堂

◎ 此粥营养丰富,对在运动中消耗了大量体力和营养物质的人有很好的补益作用。

◎ 烹调时根据需要选用牛奶:脱脂奶适合老年人和血压偏高的人群;高钙奶适合中等及严重缺钙的人、儿童、老年人、易怒、失眠者以及工作压力大的女性。

◎ 煮粥时要注意牛奶后放,否则营养成分会流失。

红枣山药薏米粥

推荐指数 ★★★

【适用症状】慢性胃炎。
【材料】粳米、山药各100克,薏米50克,红枣6个。
【调料】冰糖、蜂蜜各适量。
【做法】1. 粳米淘洗干净,用水浸泡约15分钟;薏米淘净,用水浸泡2~3个小时;山药去皮洗净,切成小方块;红枣洗净去核。2. 将粳米、薏米、红枣放入锅中,加入适量清水,用大火煮开后转小火煮至粥稠,再加入山药块,约煮20分钟后,放入冰糖,搅拌至溶化,熄火晾凉后根据个人口味调入蜂蜜即可食用。

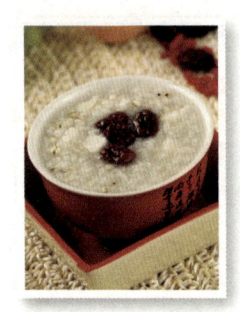

豇豆炒山药

推荐指数 ★★★

【适用症状】消化不良、便秘。
【材料】豇豆50克,山药50克,荸荠4个,藕1小段,小西红柿3个,南瓜1小块,姜丝适量。
【调料】盐适量。
【做法】1. 将所有蔬菜洗净,山药、荸荠、藕、南瓜去皮,切片,小西红柿切开。2. 豇豆放入沸水中汆烫至熟,捞出备用。3. 油锅烧热,用姜丝炝锅,放入各种处理好的蔬菜大火翻炒,用盐调味即可。

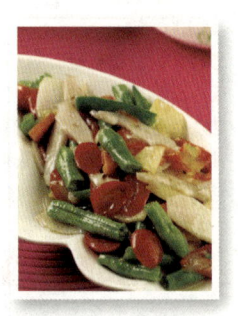

国医小课堂

为了保持各类蔬菜原有的本色,一定要用大火快炒。

第六章 从头到脚的按摩自疗

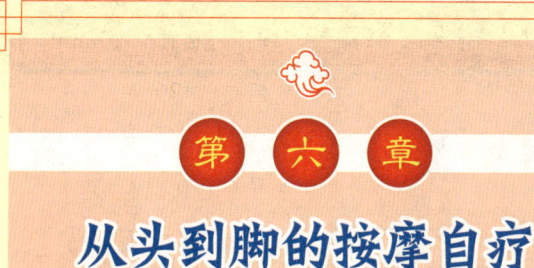

胃肠不适时按摩的注意事项与禁忌

胃肠不适患者属于按摩疗病的一组特殊人群，这是因为胃肠不适患者多身体虚弱，且按摩时所取的穴位多位于腹部，因此在按摩时需要了解一些必要的注意事项与禁忌。

首先，按摩的时间不宜过长，要在清洁双手、修剪指甲、做好腹部保暖措施的前提下进行，注意动作要柔和、协调，以患者感觉良好为宜。一般每个穴位按摩3~5分钟。

其次，在冬季气温较低或者按摩者的手比较干燥的情况下，室内要保持适宜的温度和湿度，按摩者也可涂上一些护手霜，以让患者感到舒适为宜。

最后，需要注意的是，有急性腹痛症状者要禁止按摩；孕妇不宜进行按摩，以免造成流产；皮肤病患者不宜进行按摩；胃肠不适并发严重心脏病等患者禁止按摩；有感染、发烧等症状者也不宜按摩。

按摩前应先洗净双手

身体按摩自疗

慢性胃炎 身体按摩

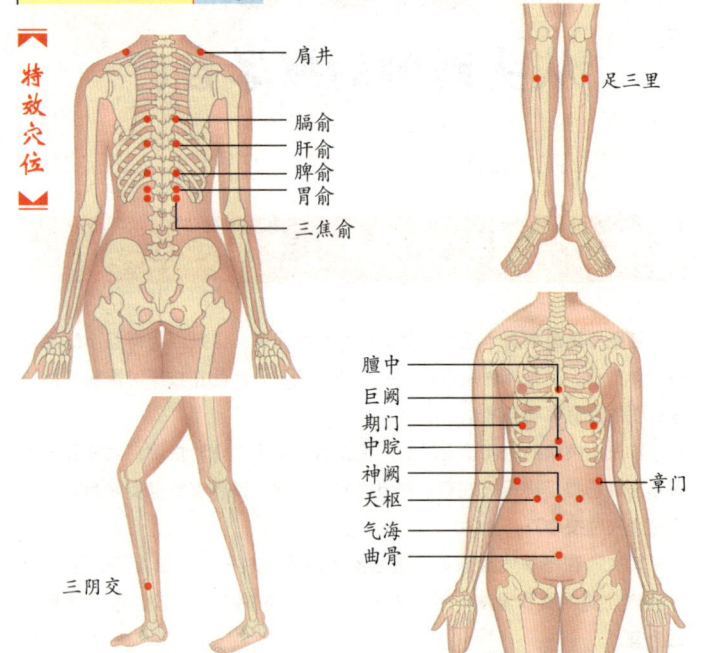

特效穴位

- 肩井
- 膈俞
- 肝俞
- 脾俞
- 胃俞
- 三焦俞
- 足三里
- 膻中
- 巨阙
- 期门
- 中脘
- 神阙
- 天枢
- 气海
- 曲骨
- 章门
- 三阴交

国医小课堂

　　脾俞、胃俞是胃病的特效穴位,对急性胃炎、慢性胃炎等病有很好的疗效;章门对消化系统疾病有很好的疗效;中脘是胃部中心的重要穴位。因此,应着重对这些穴位进行按摩。

【按摩手法】

1. 患者仰卧，按摩者双手重叠，从患者的心窝部向巨阙穴进行摩擦，反复持续5分钟（图1、图2）。
2. 患者仰卧，按摩者将食指、中指、无名指并拢，沿着身体前正中线左右做上下反复按摩3分钟，力度要适中。

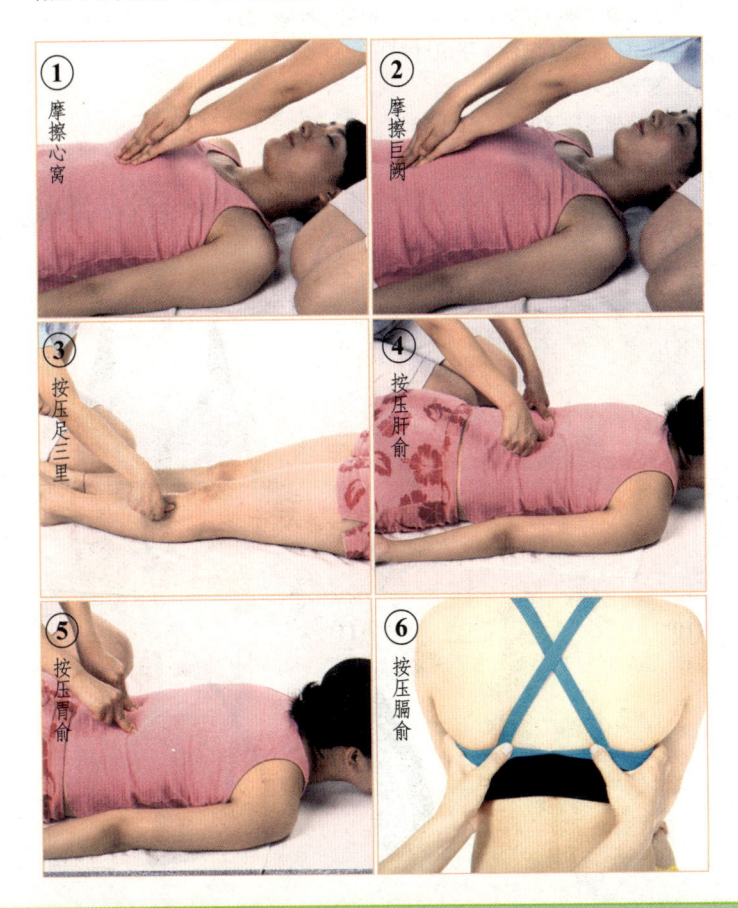

① 摩擦心窝

② 摩擦巨阙

③ 按压足三里

④ 按压肝俞

⑤ 按压胃俞

⑥ 按压膈俞

3.拇指用力按压足三里、三阴交,左右各3分钟,可有效缓解胃部疼痛(图3)。

4.患者俯卧,用手指指腹用力按压患者的肝俞、胃俞、脾俞、膈俞,上下反复5次(图4、图5、图6)。

5.患者仰卧,双手重叠,按压患者的腹部,并沿顺时针方向做圈状运动2分钟,直至患者感到温热为宜(图7)。

6.用拇指或按摩棒揉按章门、期门、神阙、气海、膻中、天枢、曲骨各3~5分钟,注意力度应轻柔平缓(图8、图9、图10)。

7.用拇指指腹按压中脘、巨阙各3分钟,直至患者有酸胀感为宜。

8.用拇指或者食指稍用力按压肩井、三焦俞各3~5分钟,以患者感到胀痛为宜(图11)。

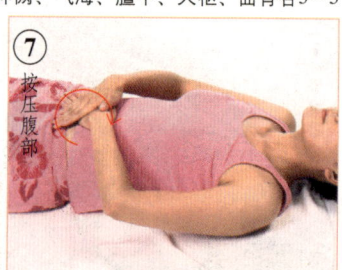

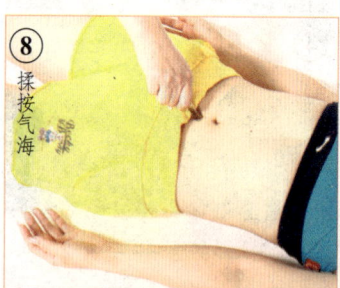

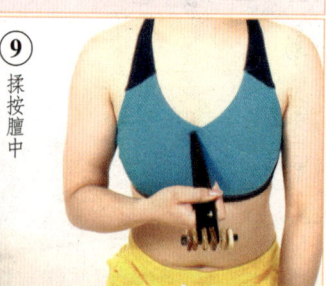

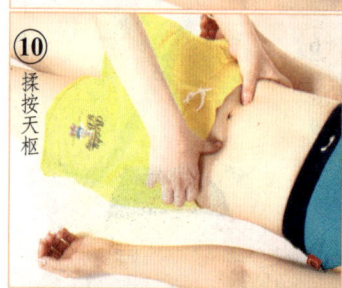

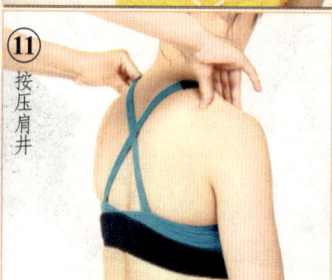

腹痛、胃痉挛 身体按摩

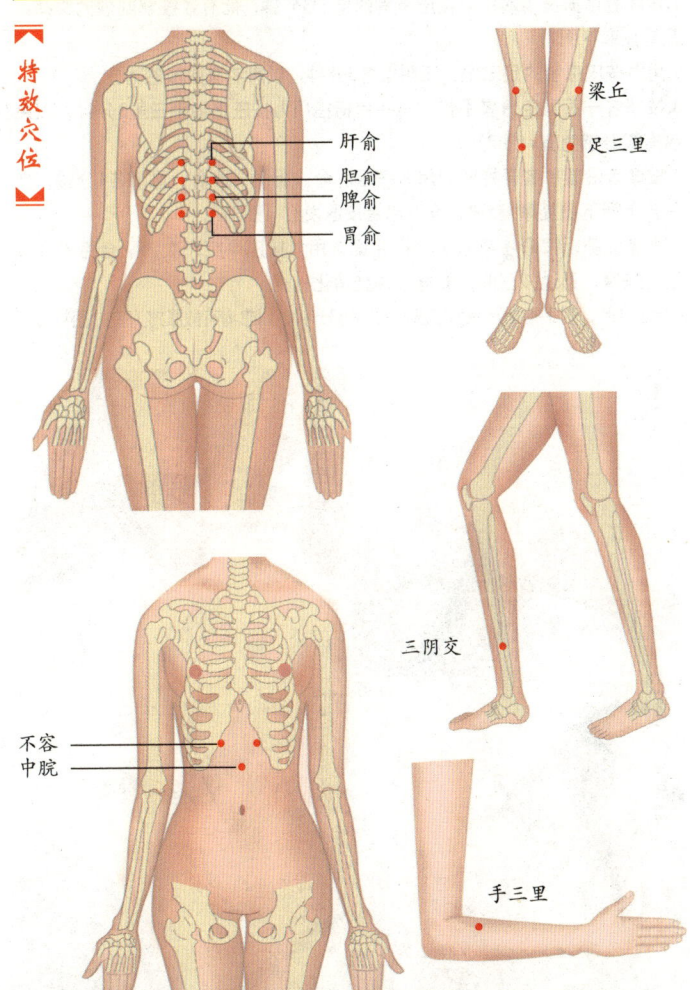

特效穴位

- 肝俞
- 胆俞
- 脾俞
- 胃俞
- 梁丘
- 足三里
- 三阴交
- 不容
- 中脘
- 手三里

按摩手法

1. 按摩者用拇指指端用力按压患者的梁丘3分钟，能有效缓解剧烈的腹痛以及胃痉挛（图1）。
2. 用力按压患者的足三里、三阴交各3分钟，以患者有酸胀感为宜。
3. 按摩者一手固定患者手臂，一手用拇指用力按压患者手三里3分钟，以患者有酸胀感为宜（图2）。
4. 按摩者沿着患者脊柱两侧用力按压肝俞、胆俞、脾俞、胃俞各1分钟，然后自上而下反复摩擦5遍，直至患者皮肤发红（图3）。
5. 患者仰卧，按摩者将双手食指并拢，用力按压中脘20次，配合患者呼吸进行按摩。通过按压此穴能有效调整消化机能。
6. 患者仰卧，用手指指端用力按压左右不容3分钟，以患者有酸胀感为宜（图4）。

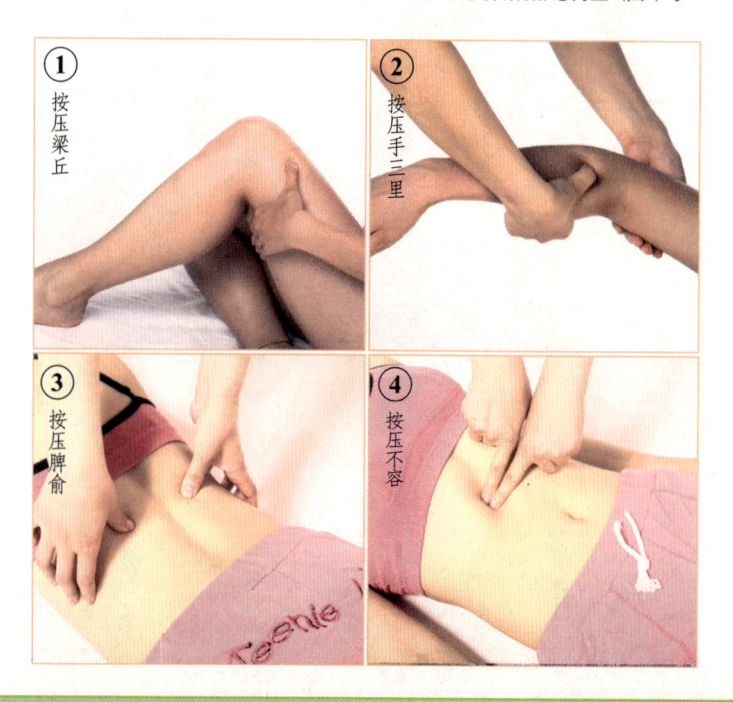

① 按压梁丘

② 按压手三里

③ 按压脾俞

④ 按压不容

胃下垂　身体按摩

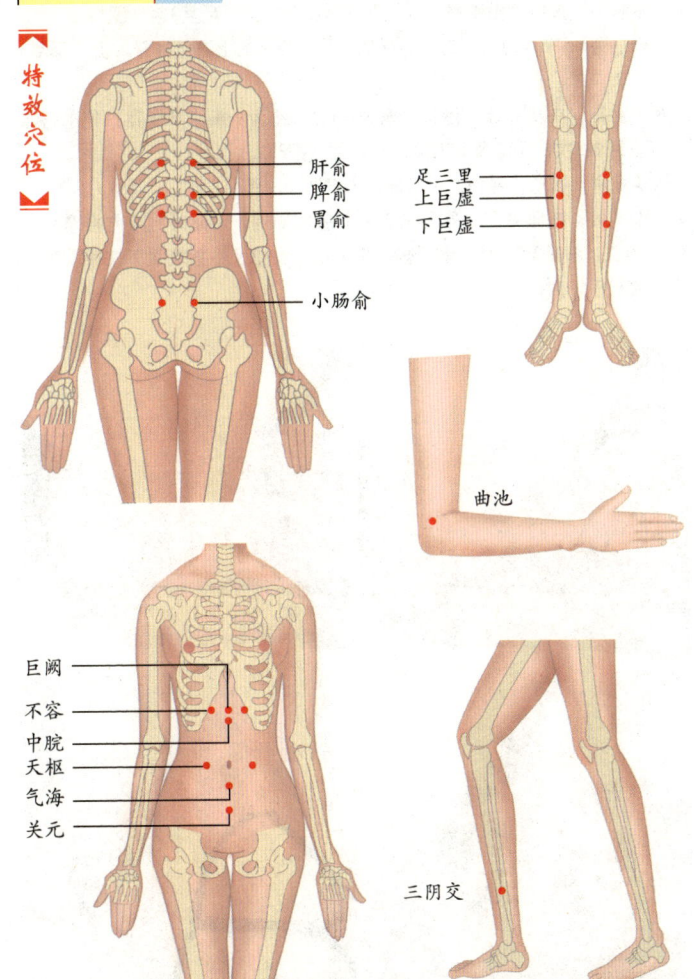

特效穴位

- 肝俞
- 脾俞
- 胃俞
- 小肠俞
- 足三里
- 上巨虚
- 下巨虚
- 曲池
- 巨阙
- 不容
- 中脘
- 天枢
- 气海
- 关元
- 三阴交

按摩手法

1. 患者俯卧，按摩者沿着患者脊柱两侧做推摩，上下反复3遍（图1）。
2. 沿脊柱旁1.5寸（约为一拇指半横宽）处，自下而上进行捏脊，上下反复3次（图2）。
3. 双手食指、中指并拢，沿脊柱两旁1.5寸（约为一拇指半横宽）处进行点按，来回做3次，手法要有力度、协调性（图3）。
4. 按揉肝俞、脾俞、胃俞、小肠俞，力度适中（图4）。
5. 患者仰卧，按摩者将手掌贴在患者肚脐的周围，沿顺时针方向推摩腹部20~30次，然后配合着患者呼吸，用拇指、食指及中指缓缓下按中脘处，再慢慢松手，时间约为1分钟。

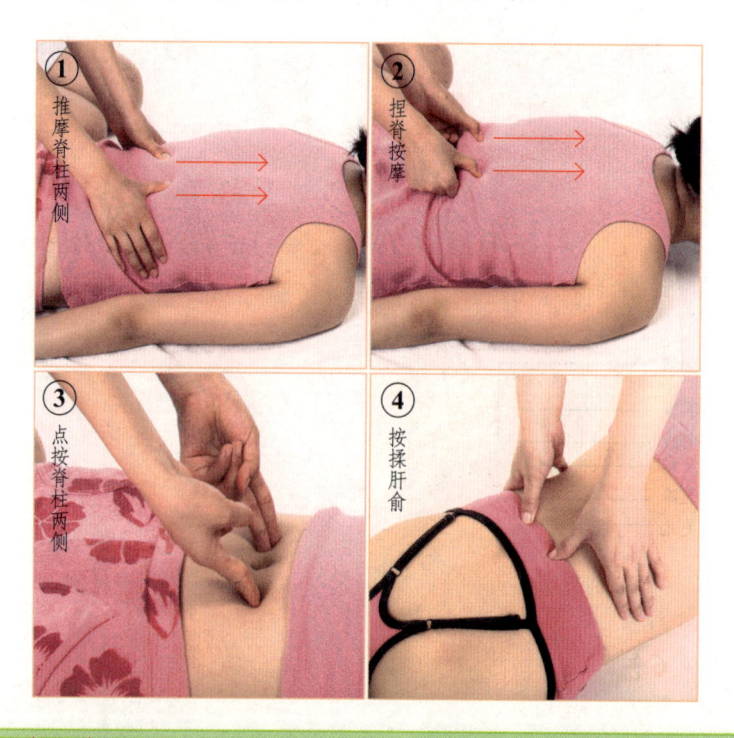

① 推摩脊柱两侧

② 捏脊按摩

③ 点按脊柱两侧

④ 按揉肝俞

6.用拇指指腹按揉巨阙、不容、天枢、关元、气海各3分钟,直至患者感到酸胀为宜(图5)。

7.如果患者有胃积食、胸闷灼热等症状,可以让其仰卧,并用手按压患者腹部疼痛处,就可有效缓解上述症状。

8.左手掌贴放在左上腹,向下平推至右下腹;右手掌贴放在右上腹,向下平推至左下腹,各推10~15次(图6)。

9.让患者取坐位,按摩者用拇指或中指指腹按揉两腿侧边的足三里、上巨虚、下巨虚各30秒。患者也可自己进行按摩(图7)。

10.用拇指按压曲池50次,左右交替进行(图8)。

11.患者取坐位,用拇指指腹按压三阴交,力度适中,以患者感到酸胀为宜。

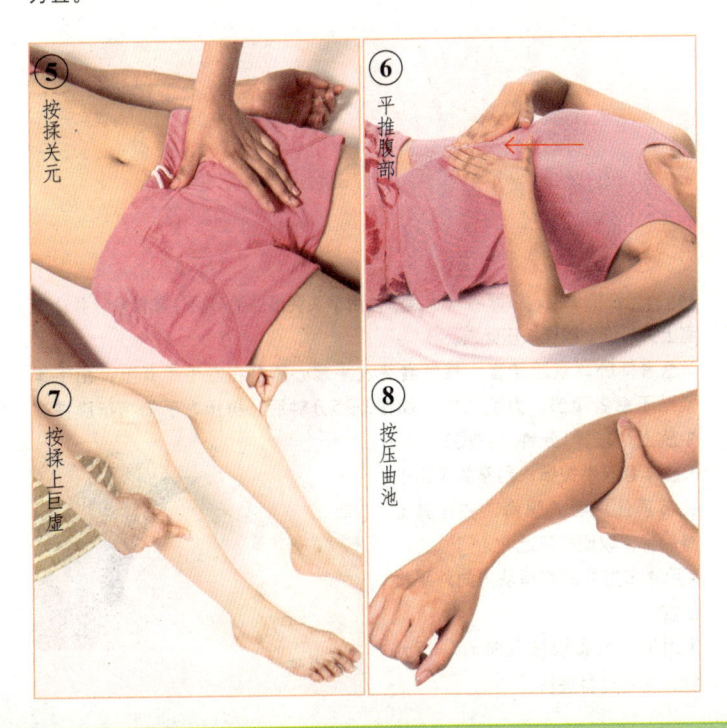

⑤ 按揉关元

⑥ 平推腹部

⑦ 按揉上巨虚

⑧ 按压曲池

胃溃疡 身体按摩

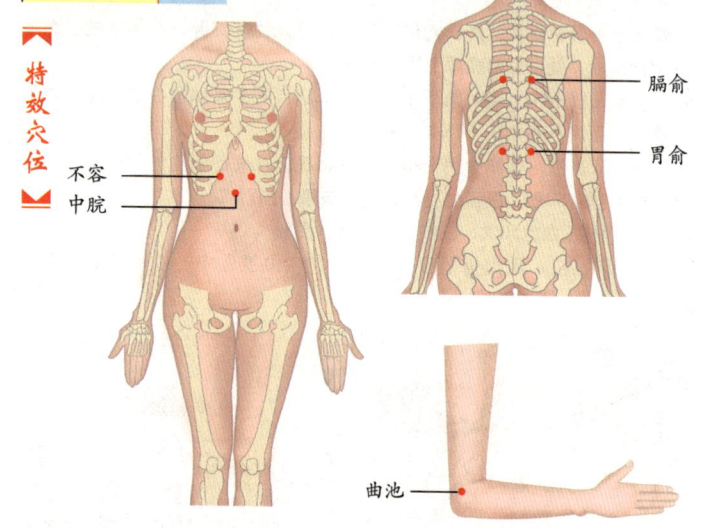

特效穴位

- 不容
- 中脘
- 膈俞
- 胃俞
- 曲池

按摩手法

1. 患者坐在椅子上，按摩者双手握拳，用拳头突出的关节顶住其胃俞，并让患者上身后仰，以便按压此穴。
2. 患者仰卧，双腿伸直，按摩者将左手掌心重叠在右手手背上，由手掌紧贴于患者腹部，力度适中，揉按3～5分钟后，再用右手拇指指腹按在中脘上，按揉1分钟（右图）。
3. 按摩者双手握拳，用拳头突出的关节顶住患者的膈俞，并让其上身后仰，以便按压此穴。
4. 用除拇指外的四指从内向外平推不容。
5. 用拇指或食指按压曲池3～5分钟，左右交替进行。

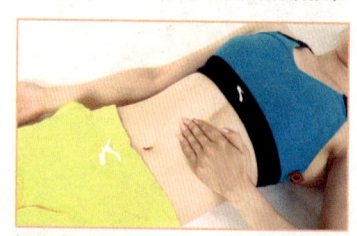

揉按中脘

腹胀、腹鸣 身体按摩

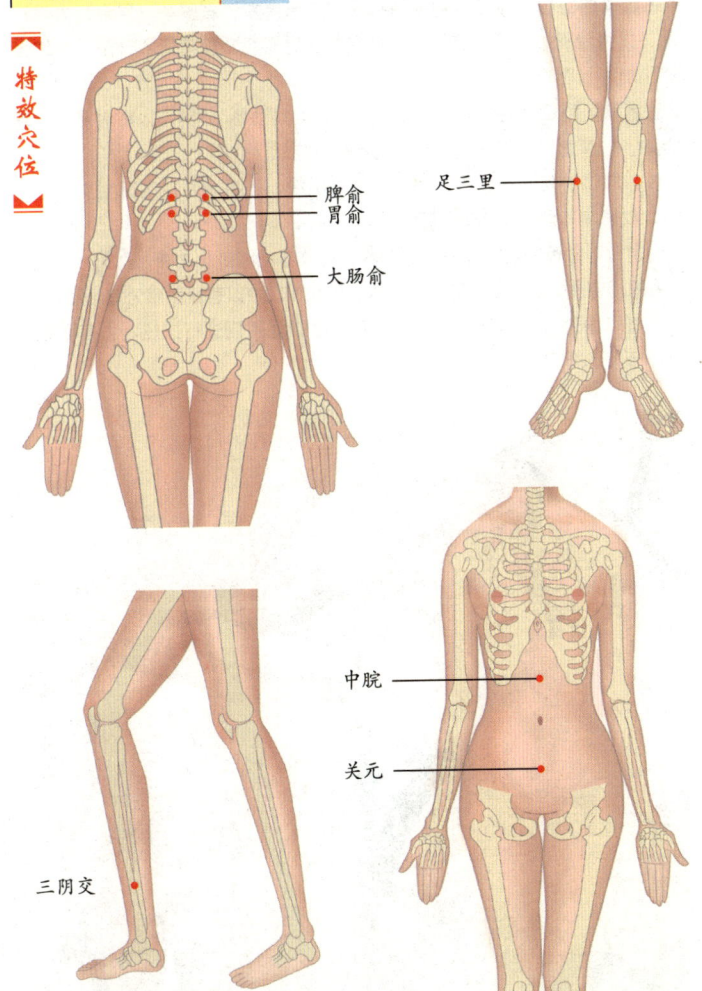

特效穴位

- 脾俞
- 胃俞
- 大肠俞
- 足三里
- 中脘
- 关元
- 三阴交

【按摩手法】

1. 患者取俯卧位，按摩者用拇指指腹按压患者左、右脾俞、胃俞，力度稍重，以患者有酸胀感为宜。按摩此穴能促进胃肠功能与胃液分泌，并增强消化功能（图1）。
2. 患者取俯卧位，用拇指指腹按压左、右大肠俞各3分钟，以患者有酸胀感为宜。按摩此穴能缓解便秘与腹鸣不止等症状。
3. 患者取仰卧位，按摩者一手固定患者小腿，一手用力按压三阴交、足三里，以患者有酸胀感为宜（图2）。
4. 沿逆时针按摩中脘，左右手各20次，可改善患者消化功能（图3）。
5. 将拇指弯曲，其他四指并拢按压患者关元20次，以有酸胀感为宜（图4）。
6. 患者取俯卧位，按摩者用拇指沿着患者脊柱两侧进行按压，力度稍重，上下反复按摩20次。

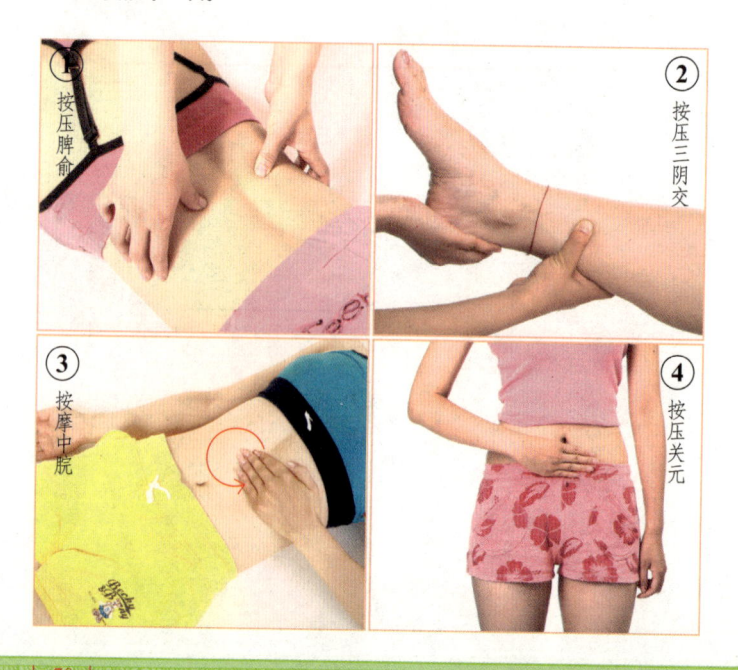

① 按压脾俞

② 按压三阴交

③ 按摩中脘

④ 按压关元

慢性肠炎　身体按摩

特效穴位

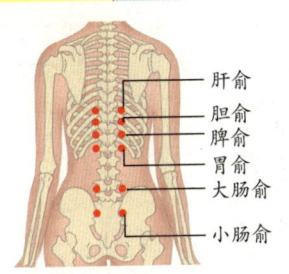

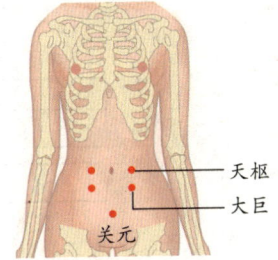

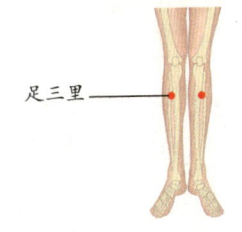

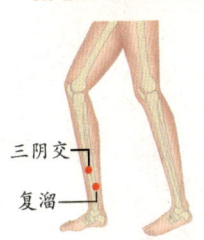

肝俞　胆俞　脾俞　胃俞　大肠俞　小肠俞

天枢　大巨　关元

足三里

三阴交　复溜

按摩手法

1. 张开五指，四指抱住两侧腰部，用拇指指腹用力按压患者大肠俞、小肠俞各5分钟。以患者感到酸胀为宜（图1）。
2. 患者取仰卧位，按摩者用力按压患者天枢、大巨、关元穴，并沿顺时针方向做圈状运动，各2分钟，以感到酸胀为宜（图2）。
3. 患者取俯卧位，按摩者沿着患者脊柱两侧用力按压肝、胆、脾、胃俞，逐渐加力，各1分钟，然后自上而下反复摩擦5遍。
4. 用食指指腹按揉足三里、三阴交、复溜各5分钟。

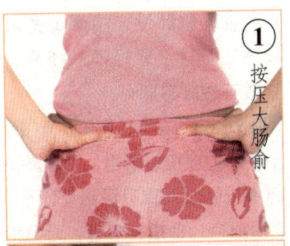

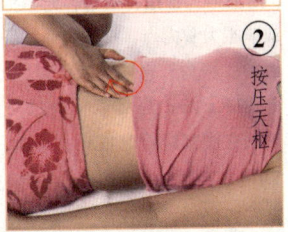

① 按压大肠俞

② 按压天枢

| 71

十二指肠溃疡 身体按摩

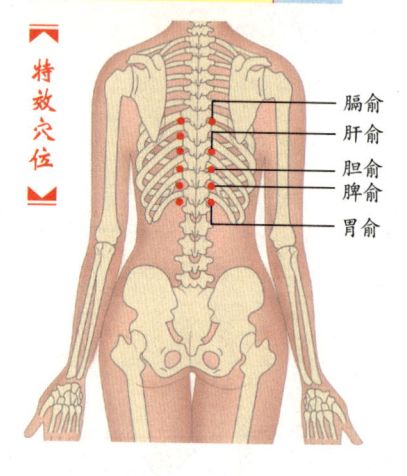

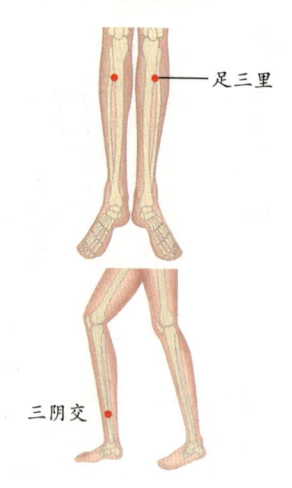

特效穴位

膈俞
肝俞
胆俞
脾俞
胃俞

足三里

三阴交

按摩手法

1. 患者取俯卧位，按摩者先用掌根揉法在脊柱上轻轻揉3～5遍，使患者微有酸胀感即可。

2. 用掌心擦法在脊柱两侧反复按摩3～5分钟，力度由轻渐重，由慢渐快，使患者皮肤红润或有温热感即可。

3. 用拇指、食指、中指、无名指指腹或掌根为着力点，按压膈俞、肝俞、胆俞、脾俞、胃俞等穴（图1）。

4. 紧接上法，患者取仰卧位，用掌摩法在腹部轻轻摩推3～5分钟。

5. 用按摩锤击打足三里、三阴交，左右各1分钟（图2）。

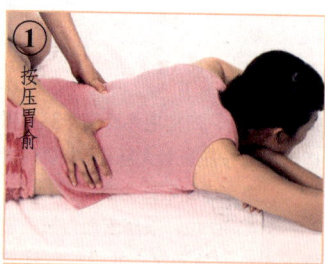

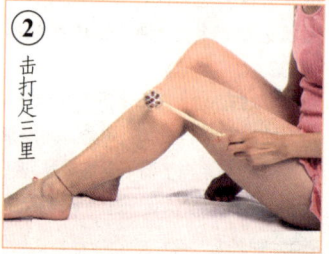

① 按压胃俞

② 击打足三里

便秘 身体按摩

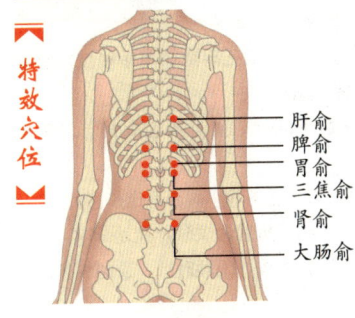

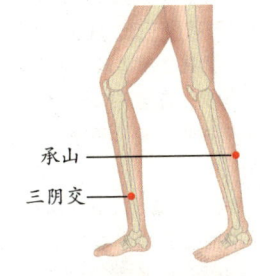

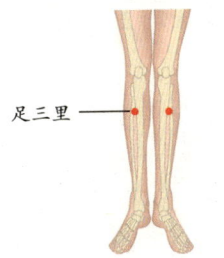

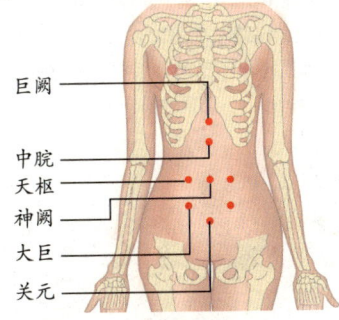

特效穴位

- 肝俞
- 脾俞
- 胃俞
- 三焦俞
- 肾俞
- 大肠俞
- 承山
- 三阴交
- 足三里
- 巨阙
- 中脘
- 天枢
- 神阙
- 大巨
- 关元

【按摩手法】

1. 双手五指并拢按揉天枢、关元、巨阙、大巨等穴，各1分钟（图1）。
2. 右手在下，左手叠于其上，按于脐部，稍用力做顺时针揉动30次。然后逐渐扩大范围，按摩全腹50次，再由上而下推左腹30次。
3. 用掌心按揉神阙50次，直至患者腹部肠鸣、产生排气感和便意。

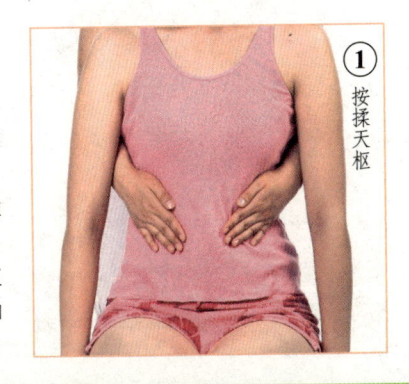

① 按揉天枢

4. 用拇指按压承山1分钟，再捏拿承山周围腓肠肌30次。口臭者揉按足三里1分钟；腹冷痛者揉按三阴交1分钟（图2）。

5. 用手指弹拨腹下硬块50次，可加快大肠蠕动。

6. 四指并拢握住患者双腿内侧，用拇指指腹按揉三阴交；用手掌按揉患者大肠俞50次，直至局部产生酸胀感为宜（图3、图4）。

7. 用手指按揉脾俞、胃俞、肝俞、肾俞各50次，直至患者有局部温热感（图5）。

8. 在患者腰骶部做上下快速摩擦，以患者自觉骶部和小腹部有温热感为止。

9. 右手中指按于中脘，其余四指贴附于腹部，然后做顺时针揉动30次。

10. 大便未出时，两手重叠在神阙（即肚脐）周围，沿顺时针、逆时针各按摩15次，然后轻拍肚子15次。

11. 大便将出不出时，用右手食指压迫会阴（二阴之间中点），便可助大便缓缓排出，心情要放松，千万不可急躁。

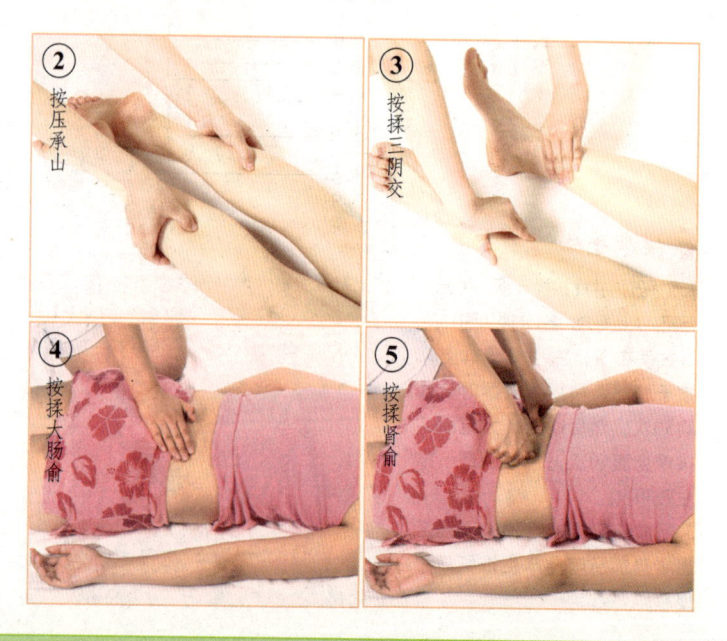

② 按压承山

③ 按揉三阴交

④ 按揉大肠俞

⑤ 按揉肾俞

手部按摩自疗

消化不良　手部按摩

【特效穴位】

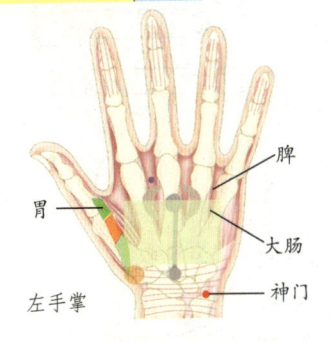

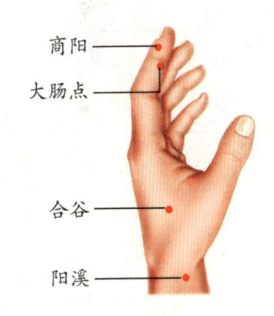

左手掌：胃、脾、大肠、神门

商阳、大肠点、合谷、阳溪

【按摩手法】

1.点按或按揉胃反射区3~5分钟，力度由轻到重，逐渐加力，至患者局部出现酸、胀、痛的感觉为止，按摩速度以每分钟50~100次为宜。

2.拇指按揉脾、大肠反射区3~5分钟，至患者局部有酸痛感为宜。手法要均匀、柔和、有渗透力（图1）。

3.用拇指指端或牙签后端点按大肠点，手法稍重，持续3~5分钟，力度由轻到重，避免损伤皮肤。

4.点按合谷、商阳各1分钟，逐渐用力，以患者局部有酸胀感为宜（图2）。

5.用拇指按揉手部的阳溪、神门穴各1分钟。

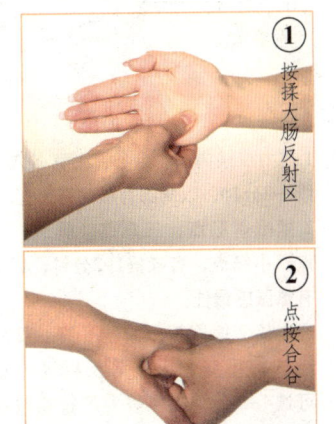

① 按揉大肠反射区

② 点按合谷

75

慢性胃炎 手部按摩

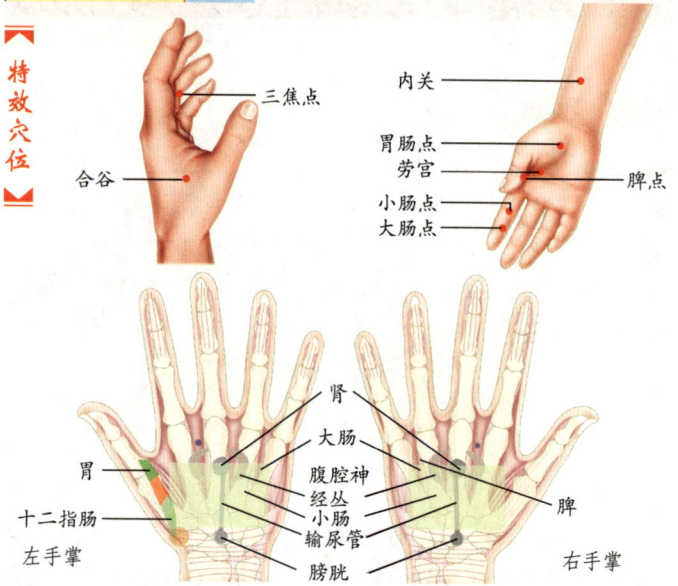

特效穴位：三焦点、合谷、内关、胃肠点、劳宫、小肠点、大肠点、脾点

左手掌：胃、十二指肠、肾、大肠、腹腔神经丛、小肠、输尿管、膀胱

右手掌：脾

按摩手法

1. 用力点按内关、合谷、劳宫各穴，持续2~3分钟，以局部有胀痛感为宜。
2. 揉掐胃肠点、三焦点、脾点、大肠点、小肠点，各揉掐1~2分钟，以局部有热胀感最佳。
3. 取肾、输尿管、膀胱、脾、腹腔神经丛、小肠、大肠等反射区，每次可选4~5个，以中等力度按揉或推按30~50次，以局部有酸胀感最佳。
4. 在胃、十二指肠反射区各按揉2分钟，手法由轻到重（上图）。

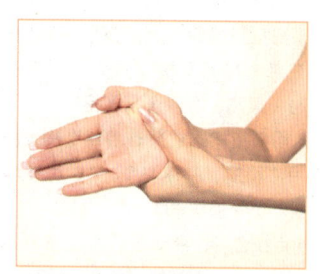

按揉十二指肠反射区

便秘 手部按摩

特效穴位

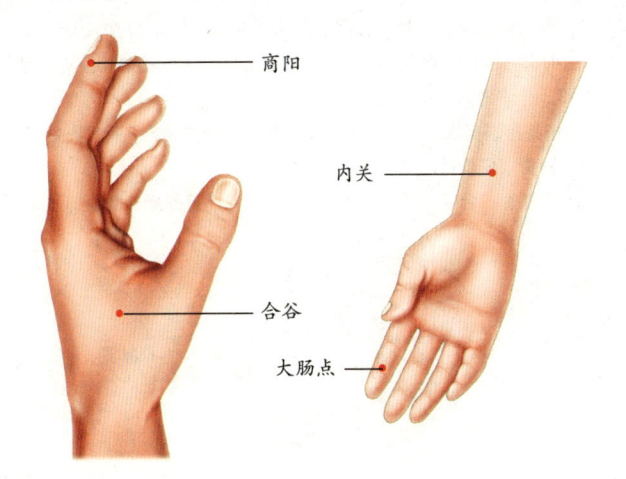

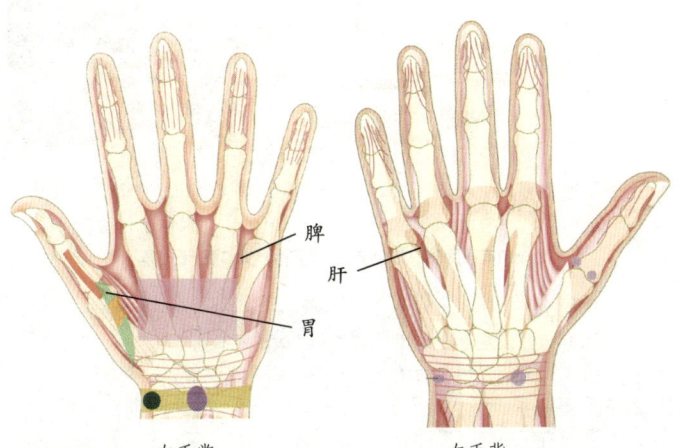

- 商阳
- 内关
- 合谷
- 大肠点
- 脾
- 肝
- 胃

左手掌　　　　左手背

按摩手法

1. 点按或按揉胃反射区3~5分钟，手法由轻到重，逐渐用力，至局部出现酸、胀、痛的感觉为度，按摩速度每分钟50~100次为宜。
2. 用拇指按揉肝、脾反射区3~5分钟，至局部有酸痛感为宜。手法要均匀、柔和、有渗透力（图1）。
3. 用拇指指端掐揉或牙签后端点按大肠点，手法稍重，持续3~5分钟，力度适中，避免损伤皮肤（图2）。
4. 点按内关、合谷、商阳穴各1分钟，以局部有酸胀感为宜（图3、图4）。

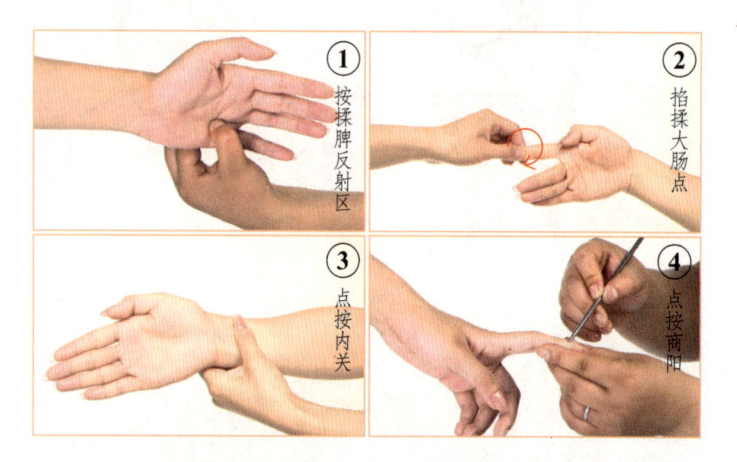

① 按揉脾反射区
② 掐揉大肠点
③ 点按内关
④ 点按商阳

国医小课堂

如何用饮食疗法预防大便干燥

第一，要注意饮食的量。只有足够的量才足以刺激肠蠕动，使粪便正常通行以及排出体外。尤其是早饭要吃饱。

第二，要注意饮食的质。主食不要吃得太过精细，要多吃些粗粮和杂粮。因为粗粮、杂粮消化后，残渣可以增加对肠道的刺激量，利于大便运行。

足部按摩自疗

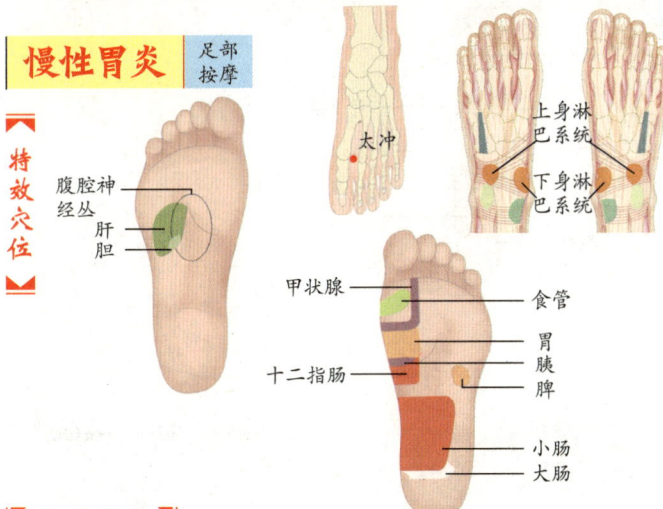

慢性胃炎 足部按摩

特效穴位

腹腔神经丛
肝
胆

太冲

上身淋巴系统
下身淋巴系统

甲状腺
食管
胃
胰
脾
十二指肠
小肠
大肠

按摩手法

1. 扣压腹腔神经丛、胃、十二指肠、大肠、小肠等反射区各50次（图1）。
2. 用单食指扣拳法按揉胰、甲状腺、脾、肝、胆等反射区各50次。
3. 推压食管、上身及下身淋巴等反射区各30次（图2）。
4. 单指扣拳，点按太冲，持续3~5分钟，以患者感到胀痛为宜。

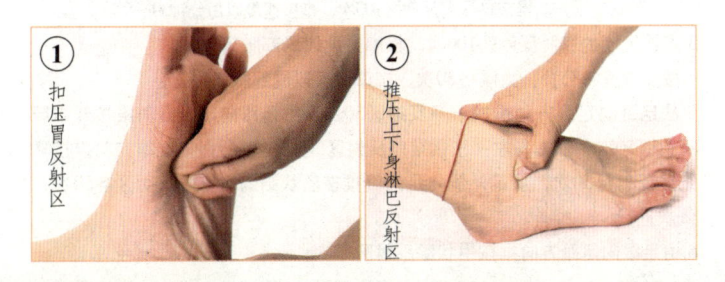

① 扣压胃反射区

② 推压上下身淋巴反射区

胃下垂 足部按摩

特效穴位

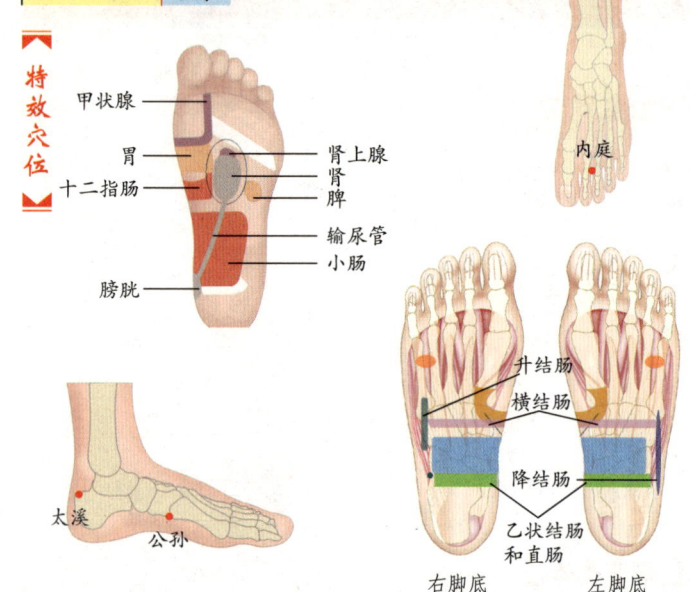

- 甲状腺
- 胃
- 十二指肠
- 肾上腺
- 肾
- 脾
- 输尿管
- 小肠
- 膀胱
- 太溪
- 公孙
- 内庭
- 升结肠
- 横结肠
- 降结肠
- 乙状结肠和直肠

右脚底　左脚底

按摩手法

1. 依次点按脚部的胃、脾、十二指肠、肾、肾上腺等反射区各100次，按摩力度以局部胀痛为宜。

2. 由足趾向足跟方向推按输尿管反射区100次，推按速度以每分钟30～50次为宜。

3. 点按足底的膀胱反射区100次，按摩力度以局部胀痛为宜。

4. 按揉内庭、公孙、太溪各30次，按摩力度以局部胀痛为宜。

5. 从足趾向足跟方向推按小肠反射区50次，由足跟向足趾方向推按升结肠反射区50次，从右向左推按横结肠反射区50次，从足趾向足跟方向推按降结肠反射区50次，从足外侧向足内侧推按乙状结肠、直肠反射区各50次，依次进行。

6. 由足跟向足趾方向推按甲状腺反射区50次。

胃酸过多 足部按摩

特效穴位

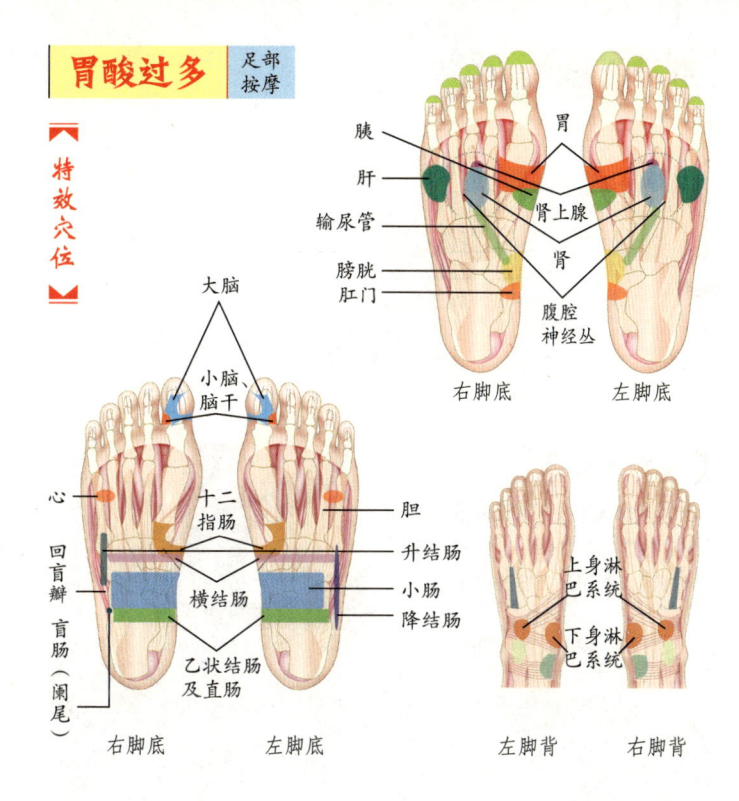

（足部反射区图示：胰、肝、输尿管、膀胱、肛门、胃、肾上腺、肾、腹腔神经丛 —— 右脚底、左脚底）

（足部反射区图示：大脑、小脑脑干、十二指肠、横结肠、乙状结肠及直肠、胆、升结肠、小肠、降结肠、心、回盲瓣、盲肠（阑尾）—— 右脚底、左脚底）

（足部反射区图示：上身淋巴系统、下身淋巴系统 —— 左脚背、右脚背）

按摩手法

1. 单食指关节压刮腹腔神经丛、肾、肾上腺、输尿管、膀胱、肝、胆等反射区2~3分钟。

2. 用食指和中指的指关节点小脑及脑干、心、盲肠（阑尾）、回盲瓣各1分钟。

3. 双食指指关节压刮胃、胰、十二指肠反射区各2分钟。

4. 拳刮小肠反射区2分钟。

5. 拇指推升结肠、横结肠、降结肠、乙状结肠及直肠、肛门反射区各1分钟。

6. 食指指间关节点压上、下身淋巴系统反射区1分钟。

腹胀、腹鸣 足部按摩

特效穴位

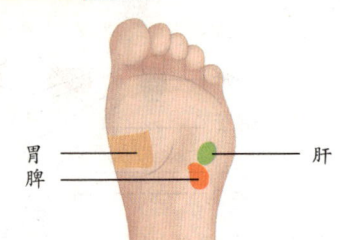

胃 — 脾 — 肝

【按摩手法】

1. 单食指扣拳法按压胃反射区（图1）。
2. 食指压刮脾反射区3～5分钟（图2）。
3. 点按肝反射区3～5分钟（图3）。

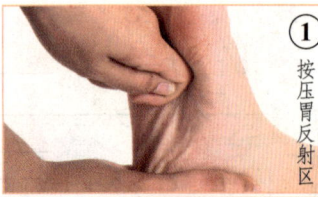

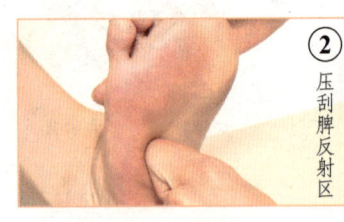

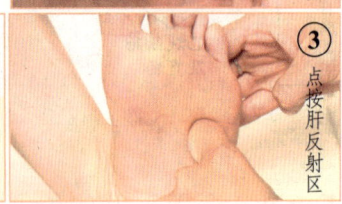

① 按压胃反射区

② 压刮脾反射区

③ 点按肝反射区

国医小课堂

胃肠病患者日常生活的注意事项

  平常尽量不吃零食，以减轻胃的负担，便于食物消化。避免进食过烫、过冷、有刺激性、不易消化的食物（如坚硬、粗糙、油腻及纤维过多的食物），忌饮食忽冷忽热，要戒烟、酒。

十二指肠溃疡 足部按摩

特效穴位

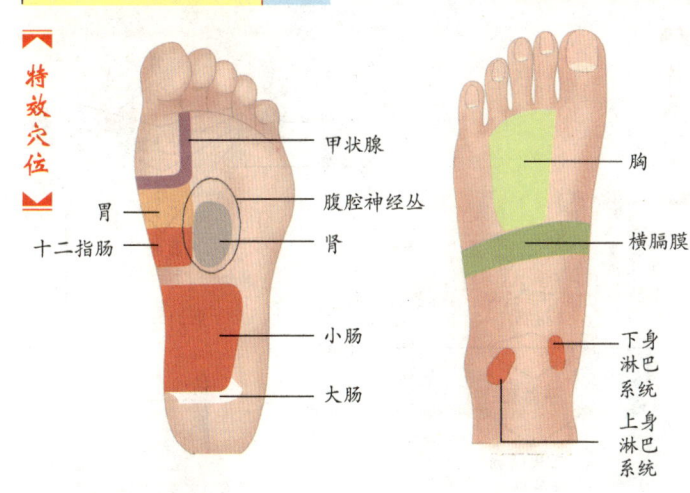

足底反射区：甲状腺、胃、十二指肠、腹腔神经丛、肾、小肠、大肠

足背反射区：胸、横膈膜、下身淋巴系统、上身淋巴系统

按摩手法

1. 单食指扣拳法按摩脚底的肾、甲状腺等反射区各50次。
2. 单食指扣拳法推压脚底的腹腔神经丛、胃、十二指肠、大肠、小肠等反射区各50次（图1）。
3. 双拇指捏指法推压脚背部的横膈膜、胸等反射区各30次（图2）。
4. 双拇指捏指法按揉脚背部的上、下身淋巴系统反射区各30次。

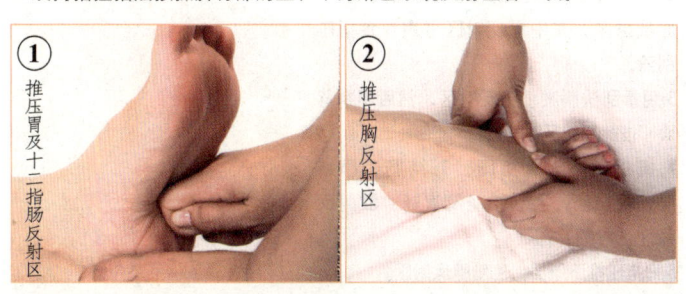

① 推压胃及十二指肠反射区

② 推压胸反射区

83

慢性腹泻 足部按摩

特效穴位

右脚底 / 左脚底

标注：胰、肝脾、输尿管、胃、肾上腺、肾、腹腔神经丛、肛门、膀胱

标注：十二指肠、胆、升结肠、横结肠、小肠、降结肠、乙状结肠及直肠

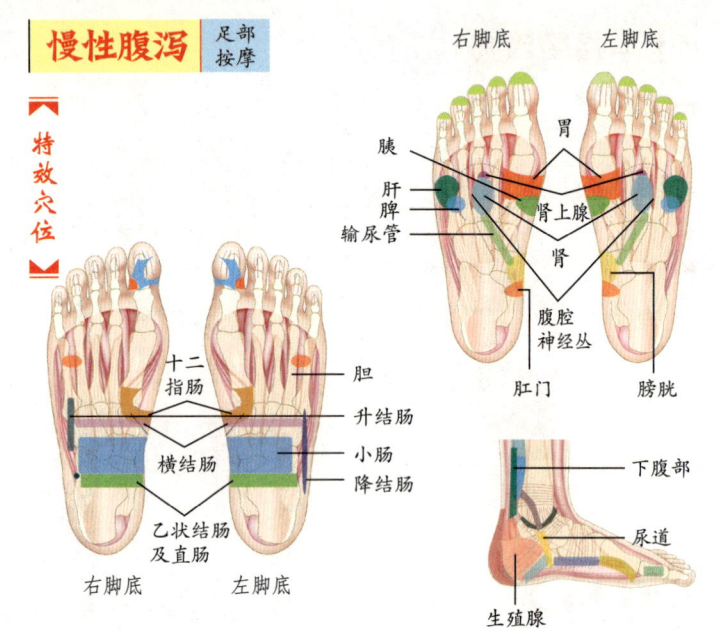

右脚底　左脚底

标注：下腹部、尿道、生殖腺

按摩手法

1. 食指关节压刮腹腔神经丛、肾、肾上腺、输尿管、膀胱、尿道反射区。
2. 用食指指关节压刮胃、胰、脾、肝、胆反射区，其中胃反射区可用双食指压刮法。
3. 用拳刮法刺激小肠反射区，然后用拳背面叩击此反射区2~3分钟。
4. 拇指压推十二指肠、升结肠、横结肠、降结肠、乙状结肠及直肠、肛门反射区（右图）。
5. 拇指压推下腹部、生殖腺反射区。

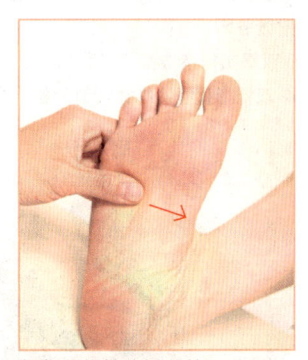

拇指压推横结肠反射区

便秘 足部按摩

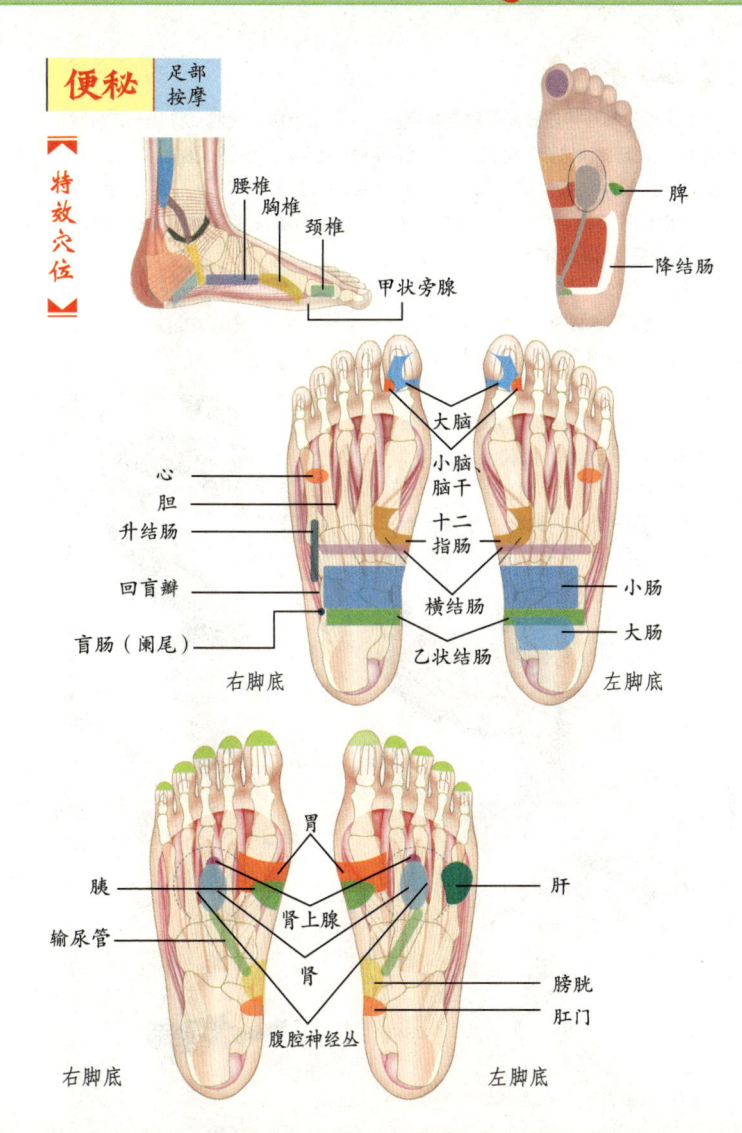

特效穴位

右脚外侧：腰椎、胸椎、颈椎、甲状旁腺

左脚内侧：脾、降结肠

右脚底：心、胆、升结肠、回盲瓣、盲肠（阑尾）
中间：大脑、小脑、脑干、十二指肠、横结肠、乙状结肠
左脚底：小肠、大肠

右脚底：胰、输尿管
中间：胃、肾上腺、肾、腹腔神经丛
左脚底：肝、膀胱、肛门

按摩手法

1. 单食指扣拳法推压脚部的腹腔神经丛、肾、肾上腺、大脑、胃、十二指肠、小肠、大肠、输尿管、膀胱、肝、胆等反射区各50次（图①、图②）。
2. 单食指扣拳法按揉脾、肛门等反射区各50次。
3. 食指指关节点按大脑、小脑、脑干、心、甲状旁腺等反射区各1分钟，力度稍重，以患者有酸痛感为宜（图③）。
4. 食指指关节压刮胰、盲肠（阑尾）、回盲瓣反射区各2分钟，以患者有酸痛感为宜（图④）。
5. 以梳子背推升结肠、横结肠、降结肠、乙状结肠、肛门反射区各2分钟（图⑤）。
6. 拇指压推颈椎、胸椎、腰椎反射区各2分钟。

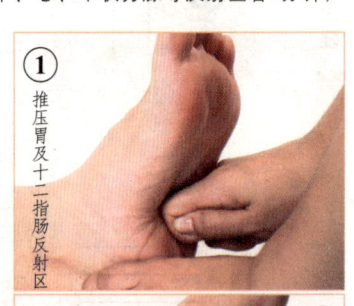

① 推压胃及十二指肠反射区

② 推压小肠反射区

③ 推压大脑反射区

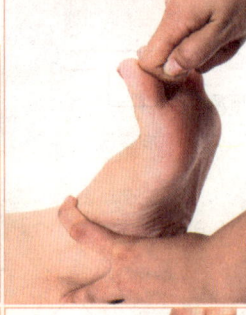

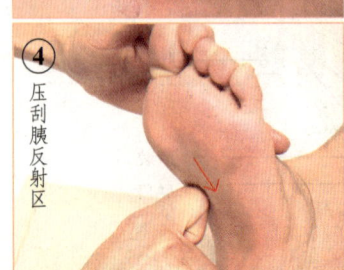

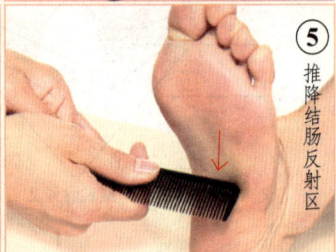

④ 压刮胰反射区

⑤ 推降结肠反射区

头面部按摩自疗

便秘 头面部按摩

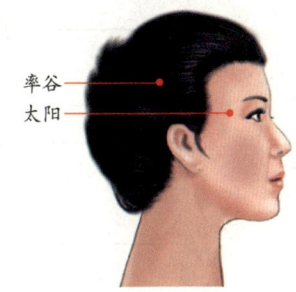

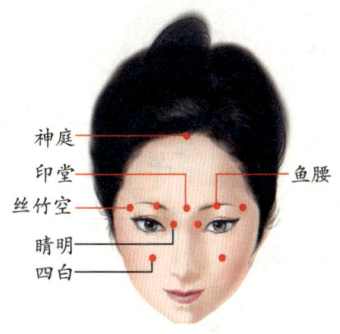

特效穴位

率谷
太阳

神庭
印堂
丝竹空
睛明
四白
鱼腰

按摩手法

1. 拇指指腹自印堂推至神庭，速度不宜过快，反复操作2~3分钟。
2. 食指或拇指点揉睛明、鱼腰、丝竹空、四白各穴，共3分钟（图1）。
3. 用双手拇指螺纹面紧贴在两眉头处，同时向两侧分抹至太阳穴处，逐渐向上至前发际处，反复操作2~3分钟。
4. 由前向后用5指拿头顶，至后枕部改为3指拿法，3~5次。
5. 用双手食指、中指、无名指、小指指端分别放在两侧耳尖直上两横指处的率谷穴，前后来回推按，约2分钟，最后轻叩头部（图2）。

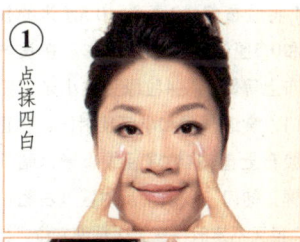

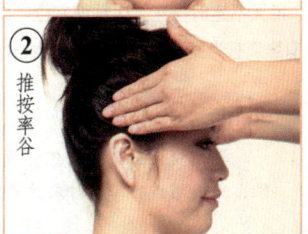

① 点揉四白

② 推按率谷

耳部按摩自疗

慢性胃炎 耳部按摩

特效穴位

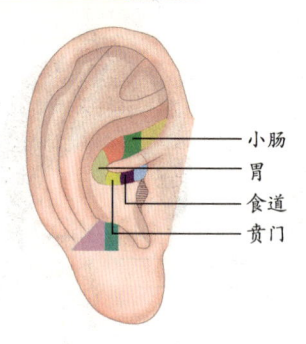

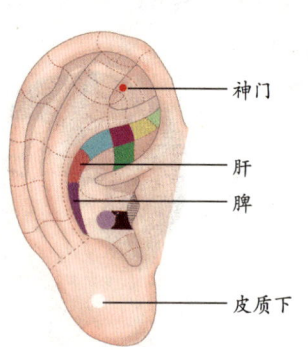

- 小肠
- 胃
- 食道
- 贲门
- 神门
- 肝
- 脾
- 皮质下

按摩手法

1. 将胶布剪成2厘米×0.5厘米的长方形和0.5厘米见方的正方形。在长方形胶布上等距离粘4粒绿豆或小米，贴于贲门、食道、胃和小肠反射区；在正方形胶布上也粘4粒绿豆或小米，贴于肝、脾、神门、皮质下反射区（右图）。
2. 每天不定时按压上述粘贴穴位，以局部有胀痛感为度，隔日1次，10次为一疗程。

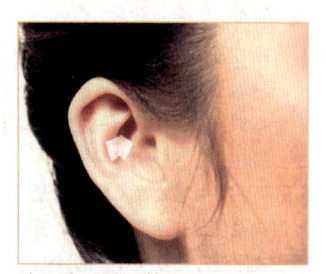

贴压脾、胃反射区

国医小课堂

耳部穴位配伍应用不宜过多，以3~5个为宜；为了加强刺激效果，可选用适当工具对穴位进行点压，如牙签、发夹等。

胃酸过多 耳部按摩

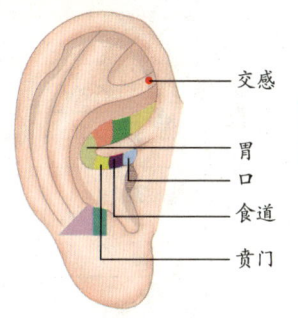

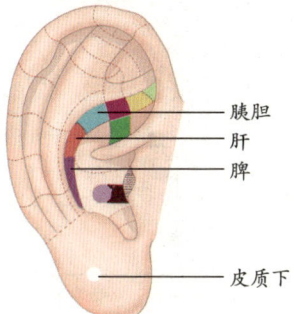

特效穴位

- 交感
- 胃
- 口
- 食道
- 贲门
- 胰胆
- 肝
- 脾
- 皮质下

按摩手法

1. 取贲门、食道、胃、肝、脾、胰胆、皮质下、交感、口等反射区穴位。每次选3~4个用医用酒精对所选穴位处进行消毒，然后用0.5厘米见方的医用胶布，将中药王不留行籽或莱菔子1粒置于胶布中央，选准穴位，将其压贴于穴位上。每天按压4~6次，直至耳部有灼热感为宜，每次贴敷2~3天，夏季可缩短为1天（图1）。

2. 用食指或按摩棒点按胰胆、口反射区各1~2分钟（图2、图3）。

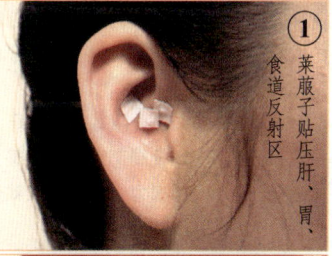

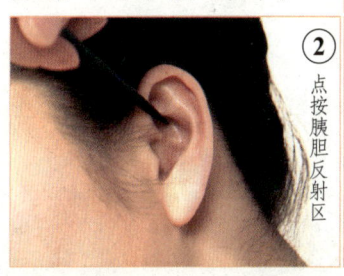

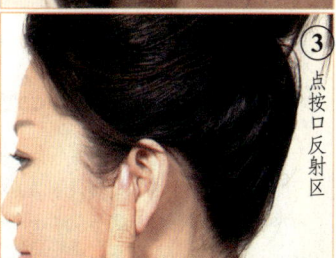

① 莱菔子贴压肝、胃、食道反射区

② 点按胰胆反射区

③ 点按口反射区

消化不良　耳部按摩

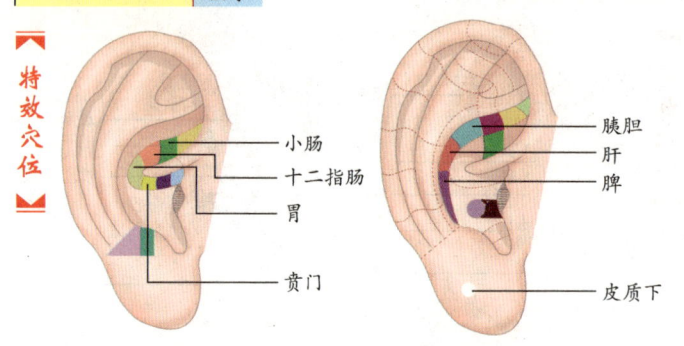

特效穴位

- 小肠
- 十二指肠
- 胃
- 贲门
- 胰胆
- 肝
- 脾
- 皮质下

按摩手法

1. 取小肠、十二指肠、脾、胃、皮质下、贲门、胰胆、肝等反射区穴位。
2. 按摩前对耳郭进行局部消毒，将莱菔籽（萝卜子）或王不留行籽置于0.5厘米见方的胶布中间，选准穴位，将置莱菔子的胶布对准穴位贴压。
3. 每次选3~4个穴位，两耳交替进行。每天每穴按压5~8次，使局部产生灼热感为宜。每次贴敷2天，10次为一疗程，也就是说一疗程最长不要超过10天（右图）。

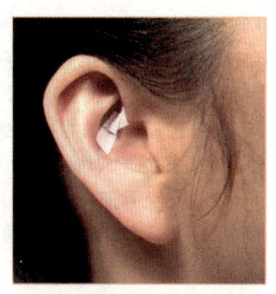

莱菔子贴压小肠、十二指肠、胃反射区

国医小课堂

消化不良宜吃苦味食物

苦味食物中含有氨基酸、维生素类、生物碱、苷类、微量元素等多种营养成分，具有促进胃液分泌、防癌抗癌、增加胃酸浓度、提高食欲的功效，非常适宜消化不良者日常用以食疗。

慢性腹泻 耳部按摩

特效穴位

- 小肠
- 十二指肠
- 胃
- 神门
- 胰胆
- 肝
- 脾

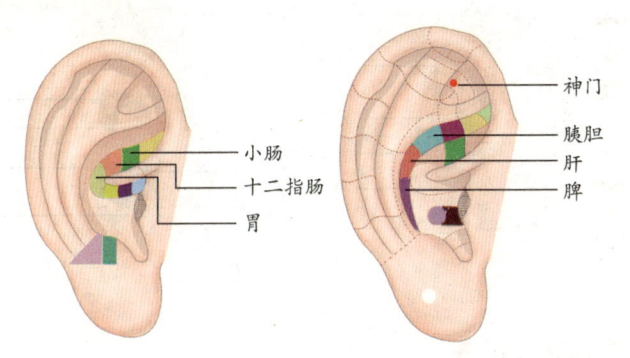

【按摩手法】

1. 取脾、胃、肝、胰胆、十二指肠、小肠、神门等反射区及穴位。清洁耳部后，轻揉耳郭部，由下至上5~6次。
2. 用发卡点按小肠反射区，反复10次，以能耐受为度，双耳交替进行按摩（图1）。
3. 用食指与拇指按揉或用发卡后端点按胃、脾、肝、十二指肠反射区2~3分钟（图2）。
4. 用发卡后端点按神门反射区1~2分钟，缓慢用力，至局部皮肤红润。
5. 用拇指和食指指腹反复轻揉上述反射区3~6次，按摩力度由轻到重，再由重到轻，用力均匀且有渗透力，双耳交替进行。

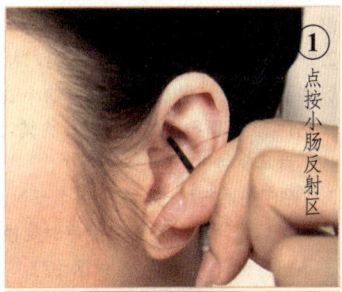

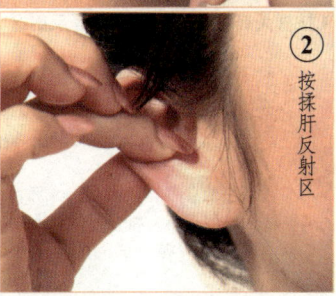

① 点按小肠反射区

② 按揉肝反射区

便秘 耳部按摩

特效穴位

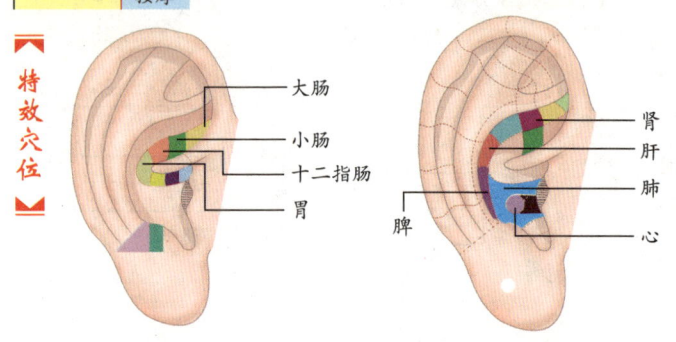

大肠、小肠、十二指肠、胃、脾、肾、肝、肺、心

按摩手法

1. 取肺、大肠、胃、脾、小肠、十二指肠、肝、心、肾等反射区及穴位。
2. 先用常规方法对耳部进行消毒，从上述反射区中选3~4个，用0.5厘米见方的小块胶布，中间粘1粒王不留行籽或莱菔籽，将其对准穴位贴压，两耳交替进行。
3. 在贴压处进行按压，每天每个反射区按压5~8次，可留置两日，至下次治疗时更换莱菔子或王不留行籽，再选其他反射区治疗。
4. 按揉大肠、胃、脾、小肠等反射区，至局部有酸胀感为宜（上图）。

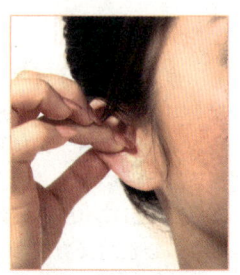

按揉胃反射区

国医小课堂

缓解便秘的小提醒

调整饮食习惯，戒烟、戒酒，少吃或不吃刺激性食物；经常进行提肛运动；纠正不良排便习惯，如经常强忍便意、坐在坐便器上看书或看报、长期服用泻剂等，养成定时排便的习惯，让肠蠕动有规律。